《常见肛肠病就医指南丛书》总主编　李春雨　高春芳

中华医学会科学普及分会
中国医师协会肛肠医师分会　**推荐用书**
中国医师协会医学科普分会

结肠炎就医指南

主　编　李春雨　张苏闽　聂　敏　孙丽娜

副主编　张春旭　丁　康　龙再菊　王大全

U0273750

全国百佳图书出版单位

中国中医药出版社

·北　京·

图书在版编目（CIP）数据

结肠炎就医指南 / 李春雨等主编 .—北京：中国中医药出版社，
2022.12

（常见肛肠病就医指南丛书）

ISBN 978 – 7 – 5132 – 7526 – 2

Ⅰ.①结…　Ⅱ.①李…　Ⅲ.①结肠炎—诊疗—指南

Ⅳ.① R574.62–62

中国版本图书馆 CIP 数据核字（2022）第 062148 号

中国中医药出版社出版

北京经济技术开发区科创十三街 31 号院二区 8 号楼

邮政编码　100176

传真　010–64405721

三河市同力彩印有限公司印刷

各地新华书店经销

开本 880×1230　1/32　印张 9.25　彩插 0.25　字数 172 千字

2022 年 12 月第 1 版　2022 年 12 月第 1 次印刷

书号　ISBN 978 – 7 – 5132 – 7526 – 2

定价　48.00 元

网址　www.cptcm.com

服 务 热 线　010–64405510

购 书 热 线　010–89535836

维 权 打 假　010–64405753

微信服务号　zgzyycbs

微商城网址　https://kdt.im/LIdUGr

官 方 微 博　http://e.weibo.com/cptcm

天猫旗舰店网址　https://zgzyycbs.tmall.com

《常见肛肠病就医指南丛书》
专家指导委员会

（以姓氏笔画为序）

丁　康（南京中医药大学附属南京中医院）

万　峰（中华医学会科学普及分会）

王永兵（上海市浦东新区人民医院）

王志民（山东省第二人民医院）

王欣鑫（辽宁中医药大学附属第三医院）

王继见（重庆医科大学附属第二医院）

韦　东（中南大学湘雅医学院附属海口医院）

毛细云（安徽中医药大学第一附属医院）

龙再菊（辽宁中医药大学附属第三医院）

白景舒（大连大学附属新华医院）

刘蔚东（中南大学湘雅医院）

孙　锋（广州中医药大学第一附属医院）

孙化中（山西省人民医院）

孙丽娜（辽宁中医药大学附属医院）

李国峰（长春中医药大学附属医院）

李春雨（中国医科大学附属第四医院）

李胜龙（南方医科大学附属南方医院）

杨　波（解放军总医院第八医学中心）

杨会举（河南中医药大学第三附属医院）

张小元（甘肃中医药大学附属医院）

张伟华（天津市人民医院）

张苏闽（南京中医药大学附属南京中医院）

张春旭（中国人民解放军联勤保障部队第 988 医院）

张振勇（云南省第一人民医院）

陈小朝（成都肛肠专科医院）

陈少明（上海理工大学附属市东医院）

范小华（广东省中医院）

林　林（烟台白石肛肠医院）

周海涛（中国医学科学院肿瘤医院）

胡响当（湖南中医药大学第二附属医院）

聂　敏（辽宁中医药大学附属第三医院）

徐　月（重庆市中医院）

高春芳（全军肛肠外科研究所）

郭修田（上海市中医医院）

黄美近（中山大学附属第六医院）

曹　波（贵州中医药大学第一附属医院）

崔志勇（山西省人民医院）

彭作英（黑龙江省中医药科学院）

蓝海波（成都肛肠专科医院）

《结肠炎就医指南》
编委会

总主编　李春雨（中国医科大学附属第四医院）
　　　　高春芳（全军肛肠外科研究所）

主　编　李春雨（中国医科大学附属第四医院）
　　　　张苏闽（南京中医药大学附属南京中医院）
　　　　聂　敏（辽宁中医药大学附属第三医院）
　　　　孙丽娜（辽宁中医药大学附属医院）

副主编　张春旭（中国人民解放军联勤保障部队第 988 医院）
　　　　丁　康（南京中医药大学附属南京中医院）
　　　　龙再菊（辽宁中医药大学附属第三医院）
　　　　王大全（沈阳医学院附属第三医院）

编　委　（以姓氏笔画为序）
　　　　马　云（南京中医药大学附属南京中医院）
　　　　王新刚（吉林省松原市中心医院）
　　　　任泽明（中国医科大学附属第四医院）
　　　　刘　丽（辽宁中医药大学附属第三医院）
　　　　孙　怡（黑龙江省中医药研究院）
　　　　李　猛（南京中医药大学附属南京中医院）
　　　　李汉文（沈阳医学院附属第三医院）
　　　　何　帅（中国医科大学附属第四医院）
　　　　张　蕉（辽宁中医药大学附属第三医院）
　　　　范子龙（辽宁省本溪市中心医院）
　　　　侯姝娜（中国医科大学附属第四医院）
　　　　聂　娜（辽宁中医药大学附属第三医院）

《常见肛肠病就医指南丛书》
总主编简介

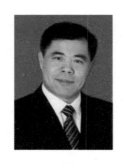

　　李春雨，全国著名肛肠外科专家、教授、主任医师、硕士生导师。现任中国医科大学附属第四医院肛肠外科主任。毕业于中国医科大学，医学硕士。兼任中国医师协会肛肠医师分会副会长兼科普专业委员会主任委员，中国医师协会医学科普分会常务委员兼肛肠专业委员会主任委员，国家健康科普专家库第一批专家，国际盆底疾病协会常务理事，辽宁省肛肠学会主任委员，沈阳市医师协会肛肠科医师分会主任委员等职。担任全国"十二五""十三五""十四五"研究生规划教材、本科生规划教材主编，出版《肛肠外科学》《肛肠病学》《肛肠外科手术学》等规划教材及专著 38 部。从事肛肠外科工作 30 余年，具有丰富的临床经验，秉承"微创、无痛、科学、规范"的治疗理念，对结、直肠肛门外科有较深的造诣，尤其擅长肛肠疾病的微创治疗。2016 年在援疆期间，荣获"全国第八批省市优秀援疆干部人才""新疆塔城地区第二批优秀援疆干部人才""辽宁省第四批优秀援疆干部人才"等荣誉称号。

　　高春芳，全国著名肛肠外科专家，陆军军医大学博士生导师、教授，主任医师。原中国人民解放军第 150 中心医院院长，专业技术一级，文职一级。现任中国法学会常务委员，中国卫生法学会会长，中国医师协会常务委员，中国医师协会肛肠医师分会会长，全军肛肠外科研究所所长，全军新型装备毁伤生物效应及防治重点实验室主任。第十届、十一届、十二届全国政协委员，享受国务院政府特殊津贴。自主攻克的低位直肠癌根治术中，新直肠角重建在会阴部设置人工肛门手术，成功解决了世界性的医学难题。曾获国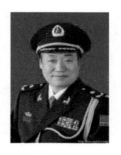家、军队、省部级科学技术二等奖及以上 20 项，主编与参编专著 10 余部。荣获"中国医师奖""全军技术重大贡献奖"，以及"全国首届中青年医学科技之星""国家有特殊贡献中青年专家""全国优秀科技工作者""全军爱军精武标兵"等荣誉称号。

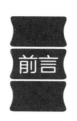

前言

　　肛肠病是一种常见病、多发病，几乎每个人一生中都有发病之虞，故有"十人九痔"之说。随着经济的发展和生活节奏加快，其患病率呈明显上升趋势，严重地影响人们的日常生活和身心健康。但大多数人羞于启齿，缺乏认识，害怕手术，最终酿成大病，甚至危及生命。健康生活是老百姓最大的心愿，医生治病不能只凭一把手术刀，一捧小药片儿，更应该通过健康科普宣教，使更多的人了解疾病防治常识，并开展群众性的科普防治工作，减轻社会、家庭、患者的负担与痛苦。这已是刻不容缓的工作。因此，为了帮助广大肛肠病患者解除病痛和困扰，我们特组织中国医师协会肛肠医师分会科普专业委员会和中国医师协会医学科普分会肛肠专业委员会委员及国内知名的、权威的科普专家，结合本人多年的宝贵临床经验，编写这套《常见肛肠病就医指南丛书》。

　　本套丛书共7个分册，包括《痔疮就医指南》《肛裂就医指南》《肛周脓肿就医指南》《肛瘘就医指南》《便秘就医指南》《结肠炎就医指南》《结直肠癌就医指南》，是一套集临床经验和科普常识于一体的肛肠专家的智慧结晶。该套丛书以一问一答的形式，向读者介绍了肛肠疾病的症状表现、检查方法、诊断治疗及预防保健等方面的防治知识，以通俗易懂的语言，为读者解释健康科普宣教知识。内容上兼顾科学性、权威性、知识性和趣味性，力求通俗易懂、深入浅出、图文并茂、科学实用，达到"未病早防，已病早治"的目的，努力让大多数民众看得懂、记得住。

本套丛书在编写过程中，得到了中华医学会科学普及分会主任委员、首都医科大学附属朝阳医院副院长郭树彬教授，中国医师协会肛肠医师分会会长、全军肛肠外科研究所所长高春芳教授的关心与支持，同时得到了中华医学会科学普及分会和中国医师协会肛肠医师分会全体委员的辛勤付出及中国中医药出版社的鼎力相助。在此，一并致以衷心的感谢。

由于我们精力有限，加之时间仓促，一些疏漏、不妥之处在所难免，敬请读者提出宝贵的意见和建议，以便进一步完善。

2022 年 2 月于
沈阳

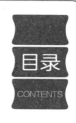

目录
CONTENTS

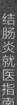

第一部分 症状——有了症状快就医　　001

结肠炎就医指南

第二部分　检查——明明白白做检查　　025

结肠炎就医指南

第三部分　诊断——快速诊断不耽误　　047

第四部分　治疗——科学治疗效果好　067

结肠炎就医指南

结肠炎就医指南

结肠炎就医指南

结肠炎就医指南

结肠炎就医指南

第五部分 保健——康复保健很重要 217

结肠炎就医指南

结肠炎就医指南

结肠炎就医指南

第一部分

症状——有了症状快就医

1. 经常拉肚子应该看什么科？

经常拉肚子建议看肛肠科或消化内科。当有拉肚子、大便带血等症状时，应到正规医院挂肛肠科或消化内科门诊做进一步检查，明确原因。看病前可以通过网站，了解专家门诊时间及预约方法；其次要把以前所有病历（包括化验单、各种检查报告）带好，以便专家能了解以往病情。为了便于检查，看病前最好空腹、不要吃饭，同时，带上其他医院的检查材料。

2. 结肠炎有哪些典型症状？

结肠炎的主要症状是腹泻、腹痛、黏液血便和（或）便秘交替发作。在急性阶段，每日腹泻加重、排黏液血便，腹痛一

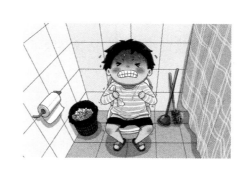

般不太剧烈，多在左下腹部。病情严重或病程较长的患者，往往伴有发热、乏力、食欲缺乏、消瘦、贫血等症状，严重

和晚期患者，可发生肠穿孔、结肠狭窄、肛管直肠周围脓肿和瘘管及肠内瘘管。急性重型的患者，还可并发急性中毒性结肠扩张。

3. 常见的急性感染性结肠炎有哪些？

常见的急性感染性结肠炎包括沙门菌性肠炎、细菌性痢疾、空肠弯曲菌肠炎、阿米巴肠病等。

4. 急性感染性结肠炎有哪些临床特征？

急性感染性结肠炎一般发病急，具有传染性，同时伴有发热、恶寒、腹痛、腹泻等症状，可有黏液便或脓血便。该病主要通过被污染的食物、水源进行传播，排泄物中可分离出所感染的细菌属。结肠黏膜可见充血、水肿，甚至溃烂等病理改变。

5. 什么是慢性结肠炎？

慢性结肠炎是一种慢性、反复性、多发性疾病，以结肠、乙状结肠和直肠为发病部位。症状为左下腹疼痛、腹泻、里急后重、黏液便、便秘或腹泻交替性发生，时好时坏，缠绵不断，反复发作。由于其病因尚不清楚，又称为"慢性非特异性结肠炎"。

6. 慢性结肠炎有哪些临床表现？

慢性结肠炎发病年龄以 20 ～ 40 岁居多，据国外报道，在 50 ～ 60 岁有第二发病高峰期。病程长短很不一致，有的发病急骤，然后转为慢性，有的起病缓慢，但可突然加重。整个病程可呈持续性，但也可间歇出现。在急性期阶段，便次较多，常有黏液脓血，有时可呈下消化道大出血表现。腹痛不太剧烈，多在下腹部，部分患者于左下腹部可摸到较为固定的"腊肠样"条索状肿物，为痉挛收缩的远段结肠。严重或病程较长者，常伴乏力、腹胀、贫血及水肿等表现。晚期或急性复发重症患者可出现肠穿孔、肠梗阻及肠瘘等并发症。肠道外并发症可有关节痛、关节炎、强直性脊柱炎、结节性红斑、坏疽性脓皮病、慢性活动性肝炎、眼色素层炎、口腔复发性溃疡、肛周炎、电解质紊乱及低蛋白血症。据报道，其癌变率比正常人高 5 ～ 20 倍，年龄越轻，病程越长，病变范围越广，癌变率越高。病程在 5 年之内癌变较罕见，10 年以上癌变达 20%，25 年以上癌变高达 40%。

7. 溃疡性结肠炎的临床表现有哪些？

（1）腹痛：轻度患者无腹痛或仅有腹部不适。一般有轻度至中度腹痛，系左下腹阵痛，可涉及全腹，有疼痛—便意—便后缓解的规律。

（2）腹泻：因炎症刺激所致，程度轻重不一，腹泻为本病最主要症状。轻者每天 3 ～ 4 次，呈软便或糊状便，可混有黏液和脓血；重者腹泻数十次，或腹泻与便秘交替出现。

（3）脓血便：此为主要症状，粪便中含血、脓和黏液，所以也称黏液脓血便，脓血与黏液相互混杂而下，血色暗红。轻者每日 2 ～ 4 次，严重者可达 10 ～ 30 次，粪便呈血水样。

（4）大量便血：指短时间内大量肠腔出血，伴有脉搏增快、血压下降及血红蛋白低，需要输血治疗。

（5）肠穿孔：皮质激素的应用被认为是肠穿孔的一个危险因素。

（6）其他症状：腹胀、消瘦、乏力、肠鸣、失眠、多梦、怕冷，严重者可有发热、心跳加速、衰弱、贫血、失水、电解质平衡失调和营养障碍等表现。

8. 克罗恩病的临床表现有哪些？

（1）腹痛：此为最常见症状。多位于右下腹或脐周，间歇性发作，常为痉挛性阵痛伴腹鸣。常于进餐后加重，排便或肛门排气后缓解。

（2）腹泻：亦为本病常见症状之一。腹泻先是间歇发作，病程后期可转为持续性。粪便多为糊状，一般无脓血和黏液。

（3）腹部包块：占 10%～20%，多位于右下腹与脐周。固定的腹块提示有粘连，多已有内瘘形成。

（4）瘘管形成：瘘管形成是克罗恩病的临床特征之一，往往作为与溃疡性结肠炎鉴别的依据。

（5）肛门直肠周围病变：包括肛门直肠周围瘘管、脓肿形成及肛裂等病变，见于部分患者，有结肠受累者较多见。有时这些病变可为本病突出的临床表现。

9. 溃疡性结肠炎的肠道症状有哪些？

溃疡性结肠炎患者腹泻每日数次，甚至 10 次以上，多为脓血便、黏液血便或血便。患者有时可排出大量透明样物质，内含坏死黏膜、浸润之炎症细胞和少许黏液，表面可带少许血液，颇具特征。有的病例主要表现为下消化道大出血，腹痛轻者为隐痛，典型者为痉挛痛，常位于左下腹和下腹，有"腹痛—便意—便后缓解"的特点，个别患者无腹泻而有便秘。里急后重感是直肠受累的结果。其他消化道症状尚有腹胀、恶心、呕吐、食欲缺乏。

10. 溃疡性结肠炎的肠外表现有哪些？

溃疡性结肠炎患者全身表现较多见，如乏力、消瘦及急性期发热，常伴有皮肤、黏膜、关节、肝、肾、眼、口腔等系统性表现。有时肠道外表现比肠道症状先出现，这时诊断较为困难。常见的肠外表现有口腔溃疡、皮肤结节性红斑、关节炎、强直性脊柱炎、脂肪肝、小胆管周围炎、眼葡萄膜炎、结膜炎、角膜炎、尿路结石、间质性肺纤维化、血栓栓塞性血管病变、动脉炎等。

特别关注两种眼科疾病与炎症性肠病密切相关，即葡萄膜炎和虹膜炎。幸好它们并不常见，在炎症性肠病患者人群中的发生率不足5%。

首先是葡萄膜炎，它是累及眼球整个中层的炎症。葡萄膜由三部分构成，即虹膜、睫状体、脉络膜。

其次是虹膜炎，即葡萄膜的虹膜部分发炎。当外界光线较强时，虹膜通过收缩瞳孔来调节眼睛的通光量。

以上两种疾病均可导致眼睛疼痛、红肿和视力模糊，通常仅累及一只眼睛。当肠道炎症处于活动期时，上述眼病尤其容易发生。因为这两种眼病会引起剧痛，所以发病时必须马上使用眼药水来控制炎症。然而，只有眼科医生才能诊治葡萄膜炎或虹膜炎，而非验光师。

需要注意的是，您也可能患上由炎症性肠病治疗药物的副作用引起的其他眼疾。最常见的是激素类药物引起的白内障，以及与免疫抑制剂使用相关的红眼病。

11. 得了结肠炎为什么会拉肚子？

结肠炎拉肚子的原因很多，归纳起来可能与以下几种情况有关：①结肠炎症导致吸收障碍和水、电解质分泌障碍，引起腹泻。②进入结肠的脂肪、糖类被细菌分解或产生过多的胆盐产物等引起腹泻。③炎症时结肠的潴钠功能和直肠收缩功能降低。④继发肠道感染时，细菌肠毒素有致泻作用。⑤结肠动力自主神经系统功能紊乱。

12. 克罗恩病与克隆氏病是一种病吗？

克罗恩病与克隆氏病是同一种病，过去称肉芽肿性结肠炎，也叫克隆氏病，而目前称克罗恩病，是指同一种病。

13. 沙门菌性肠炎有哪些表现？

此病由于食入被沙门菌污染了的食物所引起。其临床表现可见恶寒、发热、恶心呕吐、腹痛腹泻。其病理变化是进入肠道的沙门菌在远端空肠、回肠及邻近的结肠侵入肠黏膜，引起局部微绒毛变性，黏膜固有层充血、水肿、点状出血等急性炎症反应。这种病可引起小范围流行，在流行中有这样的特点：污染后的食物多无色泽的改变，亦无特殊气味，因而肉眼不能鉴别是否已被污染；这类细菌比较耐盐，在腌制的肉类中仍可生存达数月之久；其毒素耐热，不被短时间煮沸所破坏。有病家畜（禽）的内脏、肉或血，带菌鼠类粪便污染的食物，苍蝇、蟑螂携带细菌污染的食物，均为人类感染的来源。

14. 细菌性痢疾有哪些表现?

本病是一组被称为痢疾杆菌属的细菌感染引起的肠道传染病,其主要症状是发热、腹痛、腹泻、脓血便、里急后重。细菌性痢疾简称菌痢,病情轻重差别很大,轻型菌痢多无全身中毒症状,不发热或微热。腹泻次数少,里急后重感轻微,病程在1周左右。重度菌痢又称毒痢,抢救不及时,常常造成死亡。这类患者多有高热,体温可达41℃或更高,精神萎靡、嗜睡、谵妄乃至烦躁不安均可出现,儿童多易抽风、昏迷,病情变化迅速,很快出现循环衰竭的表现:面色苍白,四肢厥冷,心音低弱,血压下降,心动过速,少尿或无尿。以上是急性菌痢的临床表现。如果急性菌痢经过治疗,临床症状仍持续或反复发作2个月以上或临床症状消失2个月以上,但粪便培养仍是阳性,则说明已转成慢性菌痢。慢性菌痢治疗效果较差,对机体的损害亦较大。

15. 阿米巴肠病有哪些表现?

阿米巴肠病是溶组织阿米巴引起的大肠感染,常呈无症状的带虫状态,典型的以痢疾症状为主,病变的好发部位依次为盲肠、升结肠、直肠、乙状结肠、其余结肠。急性暴发型阿米巴肠病主要由于感染严重、机体抵抗力差或合并细菌感染所致，肠道有广泛的溃疡，起病多急，少数以恶寒、高热开始，大便迅速增至每日 10 ～ 20 次或更多，呈水样或血水样，伴呕吐、失水、虚脱、谵妄等中毒症状。儿童水盐代谢紊乱更为突出。腹痛、里急后重及腹部压痛明显，血白细胞计数亦显著增加，易并发肠出血或肠穿孔，如不及时处理，可于 1 ～ 2 周因毒血症而死亡。

16. 阿米巴结肠炎有哪些表现？

急性阿米巴结肠炎患者多主诉腹泻、血便、腹痛（1 ～ 3 周），一般症状轻，食欲正常而能继续工作。约有 1/5 的患者病史在 4 周以上，全部患者都有腹泻或痢疾，发热占 1/3，常有体重下降。粪便内可无白细胞，但血液检查均为阳性。慢性患者的病史可达 5 年以上，常有腹痛、间歇性腹泻、黏液便及体重下降等，粪便内阿米巴可持续阳性。肠道病变严重，而且合并有细菌感染，偶可引起暴发性阿米巴痢疾，临床表现急骤而凶险，除腹痛、腹胀严重外，可出现中毒性休克、肠出血及肠穿孔等并发症。有文献统计，因肠穿孔造成腹膜炎者占 3.2% ～ 7.48%，阿米巴瘤占阿米巴结肠炎患者的

0.5% ～ 1.5%。阿米巴痢疾患者的 2/3，体检常可触及有压痛的肿块。

17. 缺血性结肠炎有哪些表现?

缺血性结肠炎依据病变的发生和发展，可分为一过性缺血型、缺血狭窄型和结肠坏死型三种类型，多为急性起病，部分患者伴有严重血管阻塞性疾病时可出现慢性发作。本病多见于 50 岁以上的中老年人，常伴有动脉粥样硬化的基础疾病，如高血压病、心衰休克、心肌梗死、外伤等。

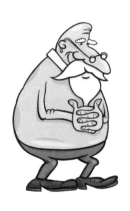

（1）腹痛：突出表现为腹痛，多数腹痛为内脏性，由缺血引起，出现持续性钝痛，定位不确切，程度轻重不等。腹痛可因肌肉痉挛或肠穿孔后腹膜炎所致。缺血性腹痛并不意味着组织坏死，肠道缺血也可缓慢发生。

（2）可有恶心、呕吐、嗳气、腹胀、腹泻。这些症状均为非特异性，是由于缺血后肠道功能紊乱所致。

（3）鲜血便或黑便、大便潜血阳性，这是肠梗死的最可靠的征象。

（4）发热：患者可有轻至中度发热。

（5）体检：患者腹软且有压痛，开始时部位不固定，随病情发展以左髂窝和骨盆部位明显；肠鸣音开始活跃，随着病情发展而减弱；肛门指诊直肠周围明显压痛、指套染血，严重者可有急腹症、休克体征。

18. 假膜性结肠炎有哪些表现？

此病多发生在应用广谱抗生素 7 ～ 10 天后，也可早到数小时或延迟至停药后 3 ～ 4 周。

（1）腹泻：多为水泻，大便为水样、米汤样。有的患者可发生血便。典型的患者，粪便中有漂浮的伪膜。排便频繁、量多，有时可持续长达 2 ～ 4 周。

（2）腹痛：多为腹部绞痛，可轻可重。

（3）发热：可有中度发热。

（4）其他：可有恶心、呕吐、食欲缺乏等，严重的患者可出现水及电解质紊乱、休克、中毒性巨结肠、结肠穿孔等。

19. 胶原性结肠炎有哪些表现？

本病以中年女性发病为主。主要症状为慢性顽固性水样泻，可持续数月甚至数年，可能有痉挛性腹痛。大便无黏液和血液，也无明显里急后重。由于腹泻常合并弥漫痉挛性腹痛，可误诊为肠易激综合征。可伴有恶心、呕吐、乏力、消瘦等症状，严重时可有水及电解质紊乱的表现。少数患者有肠外症状，如典型的肠病性关节炎。病变累及单个或多个关节，但无骨质的破坏，血清类风湿因子阴性，对抗感染药物、皮质激素治疗一般反应良好。部分患者可合并有自身免疫性疾病，包括反复发作性虹膜炎、巨细胞性关节炎、重症肌无力及甲状腺炎等。

20. 肠易激综合征的临床特点是什么？

该病的临床特点，除极易被情绪波动、饮食种类或气候改变等因素诱发或缓解外，没有明显器质性改变。病程一般较长，有易于复发或季节性发作的倾向，同时伴有身体其他方面的功能紊乱。实际上，它是神经官能症或胃肠神经官能症的一部分，只是结肠功能紊乱的症状特别突出而已。其临床表现可概括如下：

（1）消化不良：主要感觉是腹胀，这是胃肠运动功能紊乱的一种反应。腹胀多在饭后不久发生，亦有午后加重的倾向，平卧后不能缓解。由于患者常过分关注腹胀，或者由于

十二指肠 – 胃反流而有恶心、呕吐和胃纳减退等症状。

（2）腹痛：肠易激综合征的腹痛是肠道痉挛的一种反应，所以常伴随腹胀发生，以胀痛为主，偶尔亦可表现为绞痛。可以出现在腹部任何部分，但以左下腹为最多，可能与粪便壅积有关，所以在便前疼痛明显，经常在左下腹扪到条索状"包块"。由于腹主动脉搏动的传导，患者常自觉"包块"跳动，排便或排气之后疼痛缓解，"包块"也就不明显了。

（3）排便异常。

（4）神经官能症。

21. 肠结核的临床表现有哪些？

（1）腹泻：是溃疡型肠结核的主要表现，一般每天排便 2～6 次不等，粪便呈糊状或水样，量多而恶臭，不含黏液、脓血，不伴里急后重感；当病变广泛时，腹泻每天可达 10 余次，粪中带血，侵犯左半结肠时可见脓血，血便则少见。30% 的病例有腹泻与便秘交替出现，腹泻常有五更泻的特点。

（2）腹痛：80%～90% 的患者有慢性腹痛，以右下腹多见，少数在脐周或全腹，呈持续性隐痛，进食会诱发及加重疼痛。当并发肠梗阻或急性肠穿孔时，腹痛呈阵发性疼痛或疼痛加剧。

（3）腹块：30%～60%的患者可扪及腹块，肿块常位于右下腹，位置较深，相对固定，质地稍硬，表面不平，有压痛。

（4）全身症状常有结核毒血症表现，如低热、盗汗、消瘦、食欲不振、体质虚弱、贫血等。如果同时有肠外结核，会有相应的症状，甚至因肠外症状突出而掩盖肠结核表现。

（5）并发症：①肠梗阻：多为增生性肠结核，也可因环状溃疡愈合后瘢痕收缩使肠腔狭窄所致。多为慢性不完全性肠梗阻，发作时腹痛呈阵发性加剧，伴有恶心、呕吐、腹胀及肠鸣音亢进等。②肠穿孔：发生率在1%～10%之间，多为慢性穿孔，在腹腔形成局限性脓肿，多见于右下腹部。③瘘管形成：慢性穿孔可发生在肠与肠之间或肠与脏器之间，形成瘘管，很难愈合，会导致严重营养不良。

22. 肠易激综合征排便有哪些改变？

（1）腹泻：次数不等，少者每日2～3次，多者可达每日10余次，多在清晨及饭后出现，大便多数呈汁状或不成形的溏便，不带脓血，无恶臭味，常有黏液。便前常有下腹部窘迫感，便后亦可有排便未尽的感觉。如有胃-结肠反射敏感，则可在饭后1～2小时出现腹胀、肠鸣，随即有水样腹泻，大便中混有食物碎屑，发作常随精神状态而加重或缓解，钡餐检查可见胃和小肠排空过快。由于腹泻反复发作，病程较长，所以很多患者餐后就"忧心忡忡"，准备上厕所，呈典型的"神经性腹泻"表现。

（2）便秘：部分患者诉说便秘，每日1次或2～3天1次，大便较干结呈粒状或细条状，经常混有大量黏液甚至排出黏液管型，此类患者便前左下腹疼痛较明显，常可在局部扪得索状包块。因为它是由于直肠以上的结肠痉挛所致，与排便反射低下、肠道运动减弱引起的习惯性便秘不同，故有人称之为痉挛性便秘。少数患者便秘可与腹泻交替出现。

（3）排便次数增加：这不同于以上所述的腹泻或便秘，大便性状往往正常、较稀或略干，一般表面覆有较多黏液，患者每于左下腹不适或疼痛时排便，每日数次，每次量少，常有排便不尽的感觉，故有人称之为黏液性结肠炎。

23. 弯曲菌肠炎有哪些表现？

弯曲菌肠炎的潜伏期一般为 3～4 天。感染弯曲菌后有 1/4 的人可无症状。轻症患者 24 小时就可恢复。而重症患者特别像中毒型痢疾。起病急，多以发热起病，体温可达 38℃以上，甚至达 39℃以上，同时伴有畏寒，个别人可发生寒战。

发热一般可持续 2 ～ 3 天。每个患者都有腹泻症状，多数患者每日大便 10 次以内。腹泻可持续 3 ～ 5 天。另一主要症状是腹痛，以痉挛性疼痛为主。腹痛部位常在脐周围和下腹部，也有少数患者上腹部痛，个别患者可有右下腹痛，类似阑尾炎。腹痛持续时间较长，平均为 4.5 天，长者在 10 天以上。还有的患者有里急后重及恶心、呕吐症状，一般 1 周内可恢复，但有 20% 的患者可复发或病程延长。高热严重的幼儿可发生惊厥。弯曲菌肠炎还可导致泌尿系感染、胆囊炎、反应性关节炎。个别衰弱或老年患者，可导致死亡。孕妇患空肠弯曲菌肠炎可引起流产、死胎或新生儿败血症、脑膜炎等。

24. 难辨梭状芽孢杆菌结肠炎有哪些表现？

因难辨梭状芽孢杆菌的特性，所以这种肠炎多发生在使用抗生素治疗后 4 ～ 10 天内，也可在用药后 1 ～ 2 天后发病，或发生在停药后数天至 1 个月左右。本病可发生于任何年龄，但一般随年龄的增加而发病率增高，绝大多数患者为老年人。按症状可分轻、中、重三型。

轻型：每日稀便 3 ～ 4 次，黄绿色黏液便，大便中有白细胞，潜血试验阳性，可伴有发热和腹痛。肠黏膜轻度水肿，停用抗生素后数天症状可缓解。

中型：腹泻每日 10 多次，大便呈蛋花汤样，有假膜和血液，伴发热、腹痛。血中白细胞增多，钾、钠、白蛋白下降。

重型：腹泻每日 20 多次，便量多，奇臭，常有血便，伪膜呈大片或管状。发热和毒血症症状较重，常因脱水、电解质紊乱、休克、肠出血或肠穿孔而陷入危重状态。

25. 轮状病毒胃肠炎有哪些表现？

婴幼儿患轮状病毒胃肠炎的潜伏期为 2 ～ 3 天，起病较急，呕吐、腹泻，每天 10 余次，大便呈水样或黄绿色稀便，有酸臭味。患儿有低热或中度发热，高热者较少。常有轻度腹痛、肌肉痛和头痛。还有部分患儿有流鼻涕、轻咳等上呼吸道感染症状。一般发热及呕吐 2 天后可消失，但腹泻常可持续 3 ～ 5 天或 1 周，少数可达 2 周。如呕吐、腹泻严重可出现脱水、酸中毒和电解质紊乱。

成人患轮状病毒胃肠炎潜伏期为 3 天左右，常突然出现严重腹泻，大量水样便，伴有呕吐、腹痛、恶心、腹胀、肠鸣、乏力等，发热较少，多数 5 ～ 6 天后缓解，少数持续到 2 周左右。

26. 克罗恩病（CD）肛瘘是怎么回事？

克罗恩病是一种病因不明的慢性反复发作性疾病，可累及全消化道。5%～80%的成人CD患者合并肛周病变，其中CD肛瘘的患病率最高，占17%～43%，克罗恩病肛瘘是最常见的克罗恩病肛周病变，为公认的难治性病变。克罗恩病肛瘘具有与普通肛瘘不同的临床特点，这有助于CD的早期诊断。普通肛瘘是指常见的肛隐窝腺源性非特异性感染性肛瘘。克罗恩病肛瘘与普通肛瘘不同，瘘管情况更复杂。

27. 大便带脓血就是溃疡性结肠炎吗？

不一定。除溃疡性结肠炎外，大便带脓血的疾病还有很多，如细菌性痢疾、阿米巴痢疾、溃疡性肠结核、血吸虫病、结肠癌、直肠癌、放射性肠炎等，都可以出现大便带黏液或脓血等症状。因此，发现脓血便后，应到正规医院消化专科进行相应的检查，明确诊断。

28. 腹泻就是溃疡性结肠炎吗?

不一定。腹泻是结肠炎的主要症状,持续或反复发作腹痛,黏液脓血便,里急后重,伴有(或不伴)不同程度的全身症状,如消瘦、乏力、发热、贫血等。此外,细菌性痢疾、阿米巴痢疾、慢性血吸虫病、肠结核等感染性肠炎,以及克罗恩病、缺血性肠炎、放射性肠炎等非感染性肠炎也有不同程度的腹泻,应加以区别,以防误诊。

随着目前社会竞争的日益激烈,人们的精神高度紧张,患结肠炎和肠易激综合征的患者越来越多。因此,医生提醒广大患者,患病后不要私自用药,要到正规医院就诊,以免延误治疗。

29. 长期口服抗生素对消化道有哪些不良影响?

长期或不适当使用抗生素,可以杀死许多对人体有益的细菌群,引起腹胀、便秘等消化不良的疾病,同时使维生素的合成和吸收不良,易引起维生素缺乏或其他疾病。

【专家忠告】

结肠炎属于中医"久泄""肠澼""久痢""肠风""脏毒"的范畴，其病因主要有感受外邪、内伤饮食、情志不遂，导致大肠传导失司而成本病。其病位在大肠，涉及脾、肺、肝、肾等脏器。其典型症状为腹泻、腹痛、黏液血便和（或）便秘交替发作。部分患者早期腹泻的症状，需要配合专业的诊断技术进行诊断。在分清结肠炎的类型前，患者切勿自行盲目用药，以免加重或延误病情。

随着现代生活方式的变化，三餐不规律、饮食结构改变、情绪刺激等都可引起该病，发病率和复发率非常高，且易发人群十分广泛，很大一部分人生命过程中都会接触到这个疾病，严重影响患者的生活质量。为了能够快速发现它、判断它，大家有必要了解和学习不同结肠炎的相关症状表现。结肠炎的症状具体情况取决于特定结肠炎的病因、病程长短和严重程度等方面，主要表现为消化道症状和全身症状。如果出现反复持续腹痛、腹泻、排便困难、便血等症状，请务必重视，及时就医，科学鉴别，尽早治疗。

第二部分

检查——明明白白做检查

1.结肠炎患者的一般检查有哪些?

结肠炎的一般检查包括实验室检查、X线检查、结肠镜检查等。

（1）实验室检查：①血液检查：查血红蛋白、红细胞总数，其结果多提示为轻、中度贫血。②大便检查：有大量的红细胞、白细胞和黏液。

（2）X线检查：①腹部X线透视：该检查可发现有无肠梗阻及中毒性巨结肠；膈下的游离气体是否出现可鉴定有无肠穿孔的发生。②钡剂灌肠造影检查：该检查有助于了解结肠受累范围和程度，以及回肠末端情况，有无瘘管、息肉、癌肿等并发症。③气钡双重造影：该检查对黏膜相的观察有很大价值。

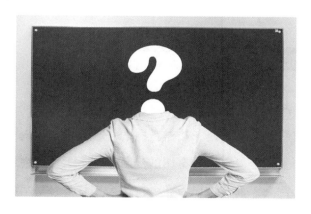

（3）肠镜检查：此为本病重要的检查方法。乙状结肠镜检查适用于病变局限于直肠及乙状结肠下段者，病变向上扩展者须接受全结肠镜检查，可确定病变范围。对重症患者检查时应慎防肠穿孔。

2.结肠炎患者做血常规检查是否有必要？

顾名思义，血常规检查是对血液做出的一项检查。人的血液在身体中发挥着不可替代的作用，人体离开了血液也就没有办法运转了。血液的健康程度，自然也就影响一个人的健康状况。因为反复便血，经久未愈，最后导致继发性贫血，影响正常工作和生活。从这个角度来看，此项目作为一项针对血液的常规检查，也是必不可少的，至少能够帮助判断贫血的严重程度。

3.结肠炎患者为什么做便潜血检查？

粪便潜血检查又称便隐血检查，是用来检查粪便中隐匿的红细胞或血红蛋白、转铁蛋白的一项试验。这对检查消化道出血来说是一项非常有用的诊断指标。大便潜血试验主要反映是否有上消化道出血，大便潜血阳性是怀疑有胃、十二指肠、小肠、大肠出血，主要是肿瘤引起的。

4. 结肠炎患者为什么要做肠镜检查？

结肠炎患者除了视诊、直肠指诊、肛门镜检查外，还应行纤维结肠镜检查。对于便血、炎症性肠病等患者，经直肠、乙状结肠镜检查，病变尚未确定者，或发现病变但不能定性者，一定要做纤维结肠镜检查，以排除肠道肿瘤性病变，明确病变的性质。

5. 哪些人群适合做肠镜检查？

（1）有便血或暗红色血便，考虑病变位置在结肠或直肠者。

（2）反复交替出现腹泻、便秘和大便带脓血者，排便习惯有改变或排便困难者。

（3）不明原因的腹痛、贫血或身体消瘦者。

（4）气钡灌肠或胃肠造影发现异常，需进一步检查结肠或明确病变性质者。

（5）已发现结肠病变，考虑经结肠镜治疗者。

（6）大肠息肉或肿瘤术后复查。

（7）假性结肠梗阻需经纤维镜解除梗阻。

（8）肠套叠、肠扭转，需明确诊断及复位。

（9）对大肠癌高发区、老年人、有大肠肿瘤家族史者进行普查时。

（10）高度怀疑血吸虫病，而多次大便检查均为阴性者。

6. 哪些人群不能做肠镜检查？

（1）肛管直肠急性炎症及近期发作的冠心病、高血压等患者，应慎重或延期检查。

（2）精神病患者或难以合作的儿童。

（3）有出血倾向或凝血功能障碍的患者取黏膜活检应慎重。

（4）肛门狭窄或孕妇或腹部有巨大肿瘤压迫肠腔者。

（5）肠道狭窄，不能勉强进镜。

（6）女性妊娠及月经期。

7. 肠镜检查前如何做好饮食准备？

大多数人在进行肠镜检查前过度依赖口服泻药，而忽略了饮食的重要性。事实上，饮食与口服泻药同样重要，饮食注意得好，可以只用少量泻药。

（1）肠镜前的饮食准备是无渣饮食：除了不能吃高纤维素食物（如芹菜、韭菜等），有籽的、有皮的、有核的也不能吃（如西瓜、火龙果、番茄、芝麻等）。

（2）对于普通人，饮食准备只要提前 24 小时就可以了。如果你周二做肠镜，那周一遵循无渣饮食就可以；前 1 天吃无渣的低脂、细软、流质饮食，如米汤、藕粉等，不饮牛奶。

（3）对于有便秘、糖尿病、肠粘连、肠梗阻或者存在其他影响排便的疾病的人来说，饮食准备应该提前 3 天以上。

8. 肠镜检查前如何做好肠道准备？

肠镜检查的成败，肠道的清洁度是关键因素之一。由于肠腔中粪便的存在会严重影响结肠镜的诊断和治疗，因而在接受结肠镜诊治时一定要保持肠腔的清洁，所以之前的肠道准备非常重要，结肠镜诊治的成败与肠道准备的好坏密切相关。目前，肠道准备方法有多种，常用的有如下 6 种。

（1）硫酸镁法：硫酸镁又名立美舒，是传统的肠道准备清洁剂。本品的主要成分为硫酸镁，其化学名称为硫酸镁。药理作用为口服后在肠道内形成高渗状态，水分滞留肠腔，食糜容积增大，刺激肠道蠕动，促进排便。因其服用水量少，可随时增加饮水量，患者依从性好，价格便宜，临床应用较多。检查当日晨 4 点 30 分服硫酸镁粉一包（50g），加温开水 200mL，再喝开水 1500mL（约一热水瓶），腹泻数次后排出清水样便即可。优点是价格低，饮水量少。缺点有腹痛、呕吐、烦渴等，重症者会有心跳减慢，血压下降。肠道出血及对本药过敏者禁用，严重心血管疾病、呼吸系统疾病和严重肾功能不全患者慎用。

（2）磷酸钠盐口服溶液法：磷酸钠盐口服溶液又名今辰清，本品为复方制剂，其组分为磷酸二氢钠和磷酸氢二钠。用于患者结肠 X 线及肠镜检查前或手术前清理肠道。本品用于肠道准备时服药一般分两次，每次服药 45mL。第一次服药时间在检查前一天晚上 7 点，采用稀释方案，用 750mL 以上温开水稀释后服用。第二次服药时间在检查当天早晨 7 点（或在检查前至少 3 小时），或遵医嘱，用法同第一次。为获得良好的肠道准备效果，建议患者在可承受范围内多饮水。

（3）舒泰清法：舒泰清又名聚乙二醇电解质散。A 剂：聚乙二醇 4000 13.125g；B 剂：碳酸氢钠 0.1785g，氯化钠 0.3507g，氯化钾 0.0466g。取本品 A、B 两剂各一包，同溶于 125mL 温水中成溶液。每次 250mL，每隔 10～15 分钟服用一次，直到排出水样清便。一般口服 2500～3000mL。由于处方中含有等渗的电解质，不会引起水、电解质失衡，故为肠镜及其他检查前的肠道清洁准备首选方法。优点是肠黏膜无炎症反应，安全，不易脱水。缺点是饮水量多，有些患者不能按量饮用而致肠道清洁不理想。

（4）番泻叶法：术前一天进半流质，下午 3 ～ 4 点用开水冲泡番泻叶 3 ～ 6g 代茶饮，或临睡前服蓖麻油 30mL。优点是价格低，缺点有黏膜刺激和腹痛、恶心、乏力等。

（5）甘露醇法：20% 甘露醇 250mL 加温开水至 750 ～ 1000mL，检查前 4 小时口服，服药后注意水及电解质情况，但息肉电切时禁用，以防产生气体爆炸。优点是对大肠黏膜无刺激作用，患者易于接受。缺点是可在大肠分解细菌，产生可燃气体氢和甲烷，遇热如电凝治疗时容易爆炸。

（6）大肠水疗法：清洁肠道，效果良好。

当然，每个医院或医生有不同的用药方法，根据肠镜检查时间的不同，服用泻药的时间也有区别，一般医护人员在发放泻药时会交待清楚。

9. 检查肠镜前用药后应注意些什么？

（1）一般用药后半小时左右开始排便，连续排泄 5 ～ 7 次即可基本排清大肠内粪便。部分患者在肠道准备过程中会发生呕吐，这可能与药物的刺激及短时间内大量饮水有关，可将药物混入饮料后口服，然后缓慢饮白开水，以不感到明显腹胀为标准。

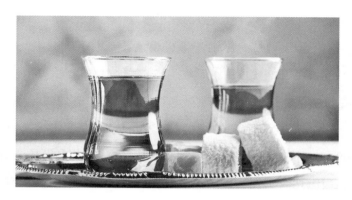

（2）若饮水结束 4 小时后仍未排便，则为无效，应前往医院就诊，在医生指导下做肠道准备，可行清洁灌肠，或重新预约检查时间。

（3）准备期间应注意休息，如果有头晕、心慌和出冷汗等低血糖症状，应饮糖水或静脉输入葡萄糖。

总之，按医生要求，把握细节，做好每一步前期工作，会给肠镜检查带来很多便利。

10. 溃疡性结肠炎急性期的肠镜检查有哪些特点？

第 I 期：黏膜下点状出血，可见退色斑。

第 II 期：黏膜充血水肿，表面呈颗粒状，触之易出血，黏膜分泌增多，溃疡细小。

第Ⅲ期：黏膜显著充血水肿、潮红，多数溃疡形成，且可融合成片，表面糜烂，轻触即出血。

第Ⅳ期：病变肠管几乎无正常肠黏膜，黏膜表面有假膜或黏液脓性分泌物覆盖，极易出血，可见岛状结膜再生。

11. 溃疡性结肠炎慢性期的肠镜检查有哪些表现？

活动期：肠腔狭窄呈管状，表面硬，正常黏膜结构消失，黏膜充血、水肿、渗血、炎性息肉或溃疡形成，黏液分泌较多。

缓解期：黏膜苍白，炎性息肉形成，肠管狭窄，炎症较轻，部分病例肠黏膜萎缩。

12. 肠镜检查的并发症有哪些？该如何处理？

（1）肠穿孔：结肠穿孔早期腹膜刺激征（腹痛、腹肌紧张）表现不突出，容易误诊，主要表现为细菌感染、中毒性休克，病死率较高，应提高警惕，及时进行必要的检查以明确诊断，一旦确诊应立即行手术治疗。

（2）出血：表现为镜检后便血不止、里急后重、乏力自汗、头晕、面色苍白，甚至休克。首先需行肠镜检查探查肠道黏膜出血病灶情况并对症治疗，部分患者可用云南白药粉或白及粉调糊，用明矾液、凝血酶等止血药灌肠止血，发生休克时应做相应急救。

13. 结肠炎为什么要做腹部和肛门直肠检查？

提起结肠炎人们就会想到腹痛、腹泻或便秘等临床症状，除此之外，临床上医生给患者做腹部体格检查时常会发现患者双侧腹部及双侧下腹部钝痛或隐痛，或腹胀，有些伴肠鸣。以直肠炎症为主者可表现为小腹膀胱区的胀痛和尾骶部的坠胀，有时可能会误诊为泌尿系统感染、前列腺炎、盆腔炎等。故做腹部及直肠检查是很有必要的。

14. 溃疡性结肠炎的钡剂灌肠造影有哪些表现？

该检查有助于了解结肠受累范围和程度，以及回肠末端情况，有无瘘管、息肉、癌肿等并发症。检查前给予流质饮食、清洁肠道。X线检查表现如下：①肠管边缘及黏膜皱襞的改变：肠管边缘模糊，黏膜皱襞失去正常形态，表现为粗大的纵行条状影像；沿肠管边缘出现毛刺状改变。有假性息肉时可出现多发性圆形缺损。②结肠袋改变：结肠袋消失是由于肠壁炎性浸润所致，当病变改善后结肠袋又会出现。若肠壁组织纤维化、结肠袋消失则无法恢复原状。③肠管狭窄和缩短：肠管炎症浸润使肠管扩张受限，有时局部形成狭窄，但当黏膜有严重息肉样变和肠壁纤维化时，则使肠腔狭窄，肠管缩短不能恢复。

15. 结肠炎患者为什么要做气钡双重造影检查？

气钡双重造影比单对比的普通钡灌肠有更好的诊断效果。不仅痛苦小，而且诊断准确率高，可明确显示大肠的细小病变，如小息肉、早期癌变、小溃疡、溃疡性结肠炎、克罗恩病和结肠壁的浸润性病变等。

16. 溃疡性结肠炎的气钡双重造影早期有哪些表现？

该检查对黏膜观察有很大价值。早期表现为黏膜刺状隆起，边缘毛糙，结肠袋变浅，黏膜粗乱中断，弥漫性小颗粒，如早期息肉、细小溃疡、黏膜萎缩等。

17. 为什么溃疡性结肠炎患者需要定期接受肠镜检查?

溃疡性结肠炎多见于 20 ～ 40 岁的青壮年,男女发病率无明显差异。如同慢性萎缩性胃炎恶变为胃癌一样,溃疡性结肠炎也可恶变为结肠癌,特别是那些病程长、病变广泛的患者,发生结肠癌的危险性更高。一般而言,溃疡性结肠炎恶变的可能性是 3% ～ 5%。因此,有人称此病为"不是癌症的癌症"。所以,当全大肠均发生病变,病程超过 10 年的高危患者,均建议做电子结肠镜检查,但最好在病情缓解、没有症状时进行。在进行电子结肠镜检查时,对大肠各段均应进行活检。如果在癌症早期获得诊断及治疗,那么患者的预后还是很好的。

18. 结肠炎患者为什么要做癌胚抗原?

癌胚抗原即(CEA)主要存在于胎儿消化道上皮组织、胰脏和肝脏。正常成人血清中 CEA 含量极低,而失去极性的癌细胞分泌 CEA 进入血液和淋巴,导致血中 CEA 水平增高。

CEA 并非一种癌的特异性抗原,而是癌的一种相关抗原。缺少特异性,不能作为肿瘤的筛选指标,而是用于肿瘤患者的监测、疗效判断的指标。因其不是恶性肿瘤的特异性标志，在诊断上只有辅助价值。此外，血清 CEA 水平与大肠癌的分期有明确关系，越晚期的病变，CEA 浓度越高。

19. 结肠炎患者为什么要做排粪造影检查？

结肠炎多与便秘有关。排粪造影检查系在便秘患者排粪时对其直肠肛管部做静态和动态检查的方法。对功能性便秘，特别是对出口梗阻性便秘的诊治提供可靠依据。它能显示该部的器质性病变和功能性异常。由于是当该部发挥功能（排便动作）时才能显示功能性异常，故它比普通钡灌肠、临床内镜检查更加敏感可靠，能为便秘的诊治提供可靠依据。便秘患者最好做一下此检查，以明确诊断。

20. 结肠炎患者为什么要做结肠传输试验检查？

结肠传输试验又称结肠转运功能检查，主要用于诊断慢传输型便秘。若以腹泻与便秘交替出现的就诊患者，如排粪造影检查正常，必须做结肠传输试验检查。

21. 结肠炎患者为什么要做超声检查?

超声检查可及早发现有无结、直肠新生物,病变侵犯肠壁的深度、大小、范围、性质或其他炎症性病变,并对肠内外的腹部盆腔肿块进行鉴别诊断,发现肛周脓肿侵犯的深度、大小和范围。

22. 结肠炎患者为什么要做 CT 检查?

虽然钡灌肠造影和纤维结肠镜检查是肛肠病的首选检查方法,但 CT 在某些方面有其独特的价值。CT 检查不仅能显示肠腔内病变,更重要的是可直接看到肠壁及其附近的组织和器官有无病变,如结直肠肿瘤、直肠海绵状血管瘤等。CT 对结肠癌的检查,其敏感性达到 100%,准确性为 93%。CT 对复发性直肠乙状结肠癌尤其是直肠癌也很敏感、准确。

23. 结肠炎患者需要做磁共振检查吗? 有这必要吗?

一般情况下,肛肠科做磁共振检查主要是用于判断肿瘤良恶性、有无转移、肛周脓肿,或肛瘘的大小、位置、深浅等，结肠炎不需要做磁共振检查。但如果病情反复发作，出血、疼痛逐渐加重，这可能不单单是炎症引起的，有可能是肠道其他病变引起的，建议做磁共振检查以明确诊断，再决定治疗方案，切忌盲目治疗。

24. 炎性肠病患者怀孕后做哪种影像学检查更安全？

目前，B超检查是相对安全的。我们知道女性在妊娠期也会做很多次B超检查。一般认为，肠镜检查在孕中期是相对安全的。孕早期会有一些胎儿不稳定的情况，可能会增加流产的风险。孕后期考虑整个胎儿的情况和肠道及子宫位置情况，需要慎重一些。

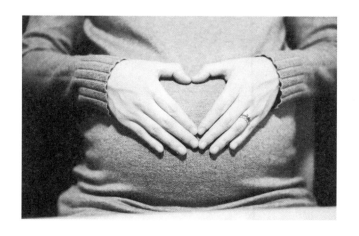

需要特别注意的是，影像学的检查（如 X 线和 CT 检查）在这个过程中是一定要避免的。因为这种检查有放射性，可能会存在胎儿致畸的风险。

核磁共振检查目前认为是相对安全的，所以在这个过程中，我们如果必须要做检查，B 超及孕中期的肠镜检查是可以做的，但有放射性的 X 线及 CT 检查是一定要避免的。

25. 什么是食物不耐受？

食物不耐受指的是一种复杂的变态反应性疾病，指人的免疫系统把进入人体的某种或多种食物当成有害物质，从而针对这些物质产生过度的保护性免疫反应——食物特异性 IgG 抗体。特异性 IgG 抗体与食物颗粒形成免疫复合物，可引起所有组织（包括血管）发生炎性反应，表现为全身各系统的症状与疾病。

食物不耐受最早是由英国医师 Frances Hare 博士于 1905 年发现的。但食物不耐受的发病机制尚不明确，目前被广泛认可的是由德国科学家 Fooker 博士提出的，认为食物在进入消化道后，理论上应当被消化至氨基酸、甘油和单糖水平，进而完全转化为能量供人体所需，但有些食物因为机体缺乏相应的酶而无法被人体完全消化，以多肽或其他分子形式进入肠道。在胃肠道黏膜淋巴组织内被机体作为外来物质识别，导致免疫反应的发生，产生的特异性 IgG 抗体与其结合形成免疫复合物，其中大分子复合物被单核细胞吞噬清除，小分子复合物被机体当作废物从肾脏排出，只有中分子复合物无法通过肾小球滤膜，堵塞了肾脏的滤过结构，导致肾小球滤过压升高，继发血压升高、血管壁扩张和胆固醇沉积，从而诱导一系列疾病的发生。

26. 炎性肠病患者有检查食物不耐受的必要性吗？

研究表明，食物不耐受与炎症性肠病的症状和复发密切相关。炎症性肠病患者由于免疫调节异常，黏膜 IgA 免疫反应明显增强，其肠黏膜和周围血单核细胞自发分泌免疫球蛋白明显增多，导致胃肠道对食物抗原的敏感性增高，因而找到不耐受的饮食并在其日常生活中予以排除，是减轻炎症性肠病患者症状，促进疾病缓解的重要因素。

27. 如何读懂食物不耐受？

检测食物不耐受其实很简单，只需抽取 3mL 的静脉血化验即可，其检测包含了我们日常生活中常见的 14 项食物，包括牛肉、鸡肉、鳕鱼、玉米、蟹、蘑菇、牛奶、蛋黄蛋白、猪肉、大米、虾、大豆、西红柿和小麦。针对每种食物过敏原 IgG 抗体浓度的不同，可判断为"阴性、轻度、中度、重度"4 种情况。若不耐受的食物较少，只有几项食物分级大于 0 的，则可将所有检测阳性的食物近期均勿食用；若不耐受的食物较多，对于 +2、+3 阳性的食物，受试者近期最好避免食用，可选择 +1 阳性的食物轮替食用。最后需要提醒大家的是，检测强阳性的食物不会一直处于强阳性，随着时间的推移会发生变化，所以建议受试者定期复查，以免错过自己爱吃的美食。

【专家忠告】

当患者出现了可能的结肠炎症状后，应该尽早去医院进行科学的检查。但去医院时，却不知道该做哪些检查项目，所以我们有必要对结肠炎的检查进行一定的了解和认知，这样在医生开具检查项目时，会减少很多迷惑。结肠炎的检查一般有实验室检查（血液检查和粪便检查）、X 线检查和结肠镜检查。以上的每种检查侧重点不同，所以检查时针对的项目也不尽相同。结肠炎最重要的检查手段就是结肠镜检查，结肠镜下最典型的病变当属溃疡性结肠炎。溃疡性结肠炎是一种缠绵难愈、反复发作的疾病，有癌变倾向，所以溃疡性结肠炎患者一定要定期进行结肠镜检查，遵从医嘱，选择合适的治疗方案。

第三部分

诊断——快速诊断不耽误

1. 如何诊断急性感染性结肠炎？

对急性感染性结肠炎的诊断主要依靠实验室检查。对患者的粪便、呕吐物、血液进行细菌培养，可找到致病菌，再结合临床症状即可确诊。

2. 慢性结肠炎如何分期？

在临床上，慢性结肠炎一般分为三期：

（1）急性期：包括初发及复发。本期诸症急性发作，乃以邪实表现为突出，或湿热，或寒湿，或食滞。治当攻除寒热之实邪，利湿化滞消食。

（2）慢性持续期：诸症轻重不一，迁延持续不愈，乃以正虚邪实、虚实夹杂为特点。治当祛邪扶正，标本同治，治宜灵动，辨证审机，或可温清并用，或可消补同施，或可温涩并投。

（3）慢性缓解期：诸症缓解，正虚仍存，常为多病体弱之态。易感受病邪，迅即转为上述二期。此期治疗以扶正养身为主，治法常选益气健脾、补中和胃、补脾固肠、补中益气、扶正培本等。临床多选用中成药口服，如健脾丸、参苓白术散、香砂六君子丸、归脾丸之类，以巩固病情。药物与疗程随各自身体状况而定，一般多需 3 ～ 6 个月。

3. 溃疡性结肠炎如何诊断？

（1）临床表现：有持续反复发作性黏液脓血便、腹痛、腹泻伴有不同程度的全身症状。不应忽视少数只有腹泻或无血便的患者，询问既往史及进行体格检查时要注意关节、眼、口腔、皮肤、肝、脾等肠外表现。

（2）肠镜所见：①肠黏膜充血、水肿，病变呈连续性、弥漫性分布，重者可见多发性浅表溃疡；②黏膜粗糙呈颗粒状，质脆易出血，或附着有脓性分泌物；③可见假息肉，结肠袋往往变钝、消失。

（3）病理所见：黏膜活检是炎性反应，同时常可见糜烂、隐窝脓肿、腺体排列异常及上皮变化。

（4）钡灌肠所见：①黏膜组织粗乱和（或）细颗粒样变化；②多发性溃疡或假性息肉；③肠管狭窄、缩短，结肠袋消失，可呈管状。

4. 溃疡性结肠炎的诊断标准是什么？

溃疡性结肠炎病因复杂，缺乏特异性病理改变和典型的临床表现，诊断上比较困难。在排除细菌性痢疾、阿米巴痢疾、慢性血吸虫病、肺结核等所致的感染性结肠炎，以及克罗恩病、放射性结肠炎等的基础上，可按下列条件诊断：

（1）根据临床表现及肠镜检查之①、②、③（见 P50 第3 问）三项中的一项和（或）黏膜活检，可以诊断本病。

（2）根据临床表现及钡灌肠有①、②、③（见 P50 第3 问）三项中之一者可以诊断本病。

（3）临床不典型而有典型肠镜所见或钡灌肠所见者可临床拟诊本病，并观察发作情况。

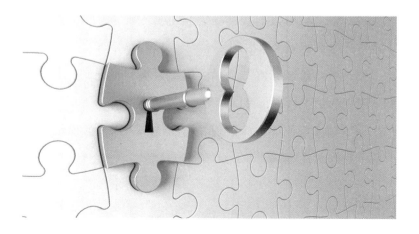

（4）临床有典型症状或典型既往史，而目前结肠镜或钡灌肠检查无典型改变者，应列为疑诊病例随访。

（5）初发病例，临床表现和结肠镜改变均不典型者，暂不诊断为溃疡性结肠炎，可随访 3 ～ 6 个月，观察发作情况。

5. 溃疡性结肠炎的诊断要点有哪些？

溃疡性结肠炎缺乏诊断的"金标准"，主要结合临床表现、内镜和病理组织学进行综合分析，在排除细菌性痢疾、阿米巴痢疾、慢性血吸虫病、肠结核、艰难梭菌感染等感染性结肠炎及缺血性结肠炎、放射性结肠炎等非感染性结肠炎的基础上，可按下列诊断标准诊断：

（1）具有典型临床表现时为临床疑诊。

（2）根据临床表现和结肠镜和（或）钡剂灌肠检查具有上述特征时可初步诊断本病。

（3）上述诊断标准结合黏膜组织活检和（或）手术切除标本组织病理学特征，可以确诊。

（4）初发病例如临床表现、结肠镜和（或）活检组织学改变不典型者，暂不确诊，继续随访观察。

6. 如何判断溃疡性结肠炎的轻重程度？

（1）轻度：最多见。腹泻日行 4 次以下，偶尔出现腹痛，便血量少或无出血。体温正常，脉搏小于 90 次 / 分，体重减轻小于 3kg，其他全身症状及体征少见，起病缓慢。

（2）重度：腹泻较重，日行 6 次及以上，腹痛持续或剧烈，便血量大，色鲜红，体温高于 37.8℃，脉搏快，超过 90 次 / 分，血红蛋白小于 100g/L，血沉明显增快，体重减轻大于 5kg。

（3）中度：介于轻度与重度之间。

按病变分期：可分为活动期与缓解期。

按病变范围分：可分为直肠型、左半结肠型、广泛结肠型。

7. 阿米巴肠病如何诊断？

（1）粪便：取新鲜粪便标本于 30 分钟内检查滋养体，粪便浓缩处理检查包囊，找到活动的吞噬有红细胞的溶组织阿米巴滋养体即可确诊。一次未找到，应重复多次检查并争取做细菌及阿米巴培养。镜检时注意保温。

（2）结肠镜：结肠镜下结肠黏膜可见散在的出血性溃疡，其边缘突起，溃疡内取材可见到滋养体。因此，对肠黏膜检查来说，结肠镜比乙状结肠镜更可取。

（3）血清学：用酶联免疫吸附试验（ELISA）、间接血凝试验（IHA）、间接荧光抗体（IFA）法检测血清抗体，阳性率分别为 97.4%、96.2% 和 98.7%。因 IHA 法在治疗阿米巴病后数年仍可阳性，不能区别现症与既往症，而 ELISA 与 IFA 法既能测 IgG，又能测 IgM，所以能弥补 IHA 法之不足。

8. 缺血性结肠炎如何诊断?

该病无特异性症状，根据临床表现进行早期诊断较为困难。年龄 50 岁以上，进食后 15 ～ 30 分钟如出现持续或突发腹痛，经检查无特殊改变时，应想到缺血性结肠炎的可能。胃肠分泌物中潜血阳性或血便、外周血白细胞升高等对诊断有一定帮助；如出现剧烈腹痛、急腹症或休克体征需警惕有无肠穿孔发生；如有腹膜刺激征者，应做血管造影检查，部分患者血管造影可发现血管梗阻现象。

9. 胶原性结肠炎如何诊断？

对所有长期慢性、水样、非感染性腹泻患者，尤其是中年女性，临床都应怀疑胶原性结肠炎。有的作者指出本病的诊断标准应具备以下几点：

（1）有典型的临床表现，即顽固性的水样腹泻。

（2）组织学上有特征性的改变，即结肠黏膜下胶原纤维增厚且超过 5μm。

（3）除外其他可致顽固性水样便的疾病。

10. 如何判断结肠炎是否发生了中毒性巨结肠？

通过患者的表现可以进行初步判断。当患者临床表现为病情急剧恶化，毒血症明显，通常有发作性腹痛，严重的腹泻，每天大便次数多达 10 次以上。随后发生腹胀，常有腹部明显触痛。一旦出现巨结肠和中毒症状，可出现发热、白细胞升高、心动过速、脸色苍白、嗜睡、脱水，电解质平衡紊乱及血压下降，甚至出现休克。重要的是，患者的上述表现，通常可以因长期使用皮质类固醇激素，以及因全身营养情况较差而掩盖。查体腹部可迅速膨胀，出现鼓肠、腹部压痛、反跳痛、肠鸣音消失。

11. 如何判断结肠炎发生了穿孔?

（1）原发疾病的相关表现。

（2）腹痛、腹胀：腹痛常突然发生，呈持续性刀割样疼痛，并在深呼吸与咳嗽时加重。疼痛范围与腹膜炎扩散的程度有关。

（3）全身感染中毒症状：发热、寒战、心率加快、血压下降等中毒性休克表现。

（4）腹部检查：腹式呼吸减弱或消失，全腹有明显的压痛、反跳痛，肌紧张板样强直，叩诊肝浊音界消失，可有移动性浊音，肠鸣音减弱或消失。

12. 结肠炎发生穿孔时不同时期如何判断?

根据患者不同时期的表现可以初步进行判断。

（1）初期：肠穿孔发生的初期，突然猛烈的刺激，引起神经循环系统的立即反射，可产生神经性或原发性休克。患者面色苍白，四肢发凉，出冷汗，脉搏快而弱，血压下降，体温不升，呼吸短促。一般历时不长即自行好转。

（2）反应期：在肠穿孔反应期，1～4小时后，腹痛减轻，患者主观感觉良好，自认为危机已过，常常容易误诊。患者觉四肢温暖，面色恢复常态，脉搏有力，血压回升，体温可略高于正常。此时患者能起立行动，思饮，但呼吸仍困难，拒绝牵涉腹肌的动作。

（3）腹膜炎期：在肠穿孔腹膜炎期，一般穿孔12小时以后会转变成细菌性腹膜炎，临床表现与任何原因引起的细菌性腹膜炎相似。全身软弱，口干、恶心、呕吐，由于刺激横膈而引起呃逆、体温升高、心悸气短、尿量减少，血压开始下降，病情不断恶化，以至于发展到真正休克。体征呈焦虑不安状、唇干、舌干有苔，眼球内陷。因腹式呼吸受抑制，故呼吸急促并有青紫。全腹肌紧张如板状，压痛显著，拒按，全腹可引出反跳痛。有的压痛与反跳痛在右下腹比较明显，亦为误诊为阑尾炎的原因。腹胀，晚期多能叩出移动性浊音。一般病程进入细菌性腹膜炎的阶段，腹腔常有1000～2000mL的液体。

13. 哪些结肠炎患者应该进行癌变的监测？

对病程8年以上的广泛性结肠炎、全结肠炎和病程30年以上的左半结肠炎、直乙状结肠炎患者，溃疡性结肠炎合并原发性硬化性胆管炎者，应行监测性结肠镜检查，至少 2 年 1 次，并做多部位活检。对组织学检查发现有异型增生者，更应密切随访，如为重度异型增生，一经确认即行手术治疗。

14. 溃疡性结肠炎应与哪些疾病相鉴别？

（1）慢性细菌性痢疾：常有急性痢疾病史，大便培养可分离出痢疾杆菌，抗菌药物治疗有效。

（2）慢性阿米巴肠炎：粪便呈果酱样，有腥臭，有散在性溃疡，溃疡边缘整齐、溃疡深，溃疡间的黏膜多属正常。大便可找到阿米巴滋养体和包囊，通过结肠镜采取溃疡面渗出物或溃疡边缘组织活检找阿米巴滋养体阳性率高。抗阿米巴治疗有效。

（3）血吸虫病：患者有疫水接触史，肝脾肿大，粪便检查可发现虫卵，粪便孵出毛蚴可帮助确诊，有时结肠镜取组织切片可发现虫卵。

（4）结肠憩室病：可有间歇性下腹部绞痛、腹泻、发热，偶有便血，出血量较多。钡灌肠显示有多个憩室。该病在国内发病率较低。

（5）结肠癌：多发生于中年以后，结肠镜检查及钡剂灌肠检查对鉴别诊断有帮助，组织病理学检查可明确诊断。

（6）肠易激综合征：病程较长，全身情况良好，有间歇性腹痛、腹泻，无便血，无低热。肠镜检查及组织病理学检查无异常改变，钡剂灌肠造影可见结肠痉挛、袋状密集等表现。

15. 溃疡性结肠炎与克罗恩病怎么区别？

溃疡性结肠炎与克罗恩病的差别主要表现在症状与体征、X 线检查发现、结肠镜发现、癌变的概率及活检病理发现等的不同。两者的发病原因尚不确切，溃疡性结肠炎与克罗恩病的鉴别要点如下表所示。

溃疡性结肠炎与克罗恩病鉴别一览表

鉴别要点	溃疡性结肠炎	克罗恩病
腹泻	严重	中度、较轻
便血	典型、常见	不常见
里急后重	常见	不常见
腹痛	不常见	常见
腹部包块	罕见	常见
肛周病变	不常见、轻	常见、复杂
结肠外症状	常见	不常见
瘘管	不常见	常见

鉴别要点	溃疡性结肠炎	克罗恩病
癌变	发病率明显升高	少见
中毒性巨结肠	3% ～ 5%	少见
溃疡特点	弥漫性、溃疡成片、可融合、溃疡表浅、不穿透基层	节段性、跳跃式、纵行溃疡、裂隙性溃疡
黏膜特点	黏膜粗糙、增生	鹅卵石样
溃疡部位	远端结肠多见，局限于结肠	回肠、右侧结肠多见
炎症部位	局限于黏膜下层和黏膜	炎症侵及全层
炎性息肉	常见	不常见
病理特点	隐窝脓肿、杯状细胞减少	肉芽肿形成

16. 溃疡性结肠炎与慢性细菌性痢疾怎么区别？

二者容易相混淆，均表现为慢性脓血便。但慢性细菌性痢疾患者常患过急性细菌性痢疾，粪便培养可分离出痢疾杆菌，结肠镜检查时取脓性分泌物培养的阳性率较高，抗菌药物治疗有效。而溃疡性结肠炎病因不明，结肠镜检查时可见肠黏膜糜烂、溃疡，抗菌药物治疗无效。

17. 溃疡性结肠炎与肠易激综合征怎么区别?

肠易激综合征伴有全身神经官能症,粪便有黏液但无脓血,显微镜检仅见少量白细胞,结肠镜检查无器质性病变证据。

18. 溃疡性结肠炎与结肠癌怎么区别?

结肠癌多见于中年以后,表现为腹泻、脓血便和肠梗阻等。X线检查显示肿瘤所产生的局限性病变,主要病变部位有充盈缺损;病变位于直肠时,触诊能触到肿块;结肠镜检查可发现癌变;活组织检查可找到癌细胞。有时在溃疡性结肠炎的基础上也可并发结肠癌,或者在结肠癌的基础上可并发溃疡性结肠炎。

19. 溃疡性结肠炎与肠结核怎么区别?

肠结核患者可有腹痛和腹泻,除肠道症状外,还伴有低热、盗汗、纳差等毒血症症状,多有肺或其他肠外原发结核病灶,肠结核好发于回盲部,便血少见,有常见的结核性病理特征及临床表现，粪便中能检出结核杆菌，正规抗结核治疗效果较好。总的说来，肠结核从临床表现上难以鉴别，主要依赖 X 线、内镜、组织学和病原学检查来鉴别，若在病变组织中找到或培养出结核杆菌即可确诊。

20. 溃疡性结肠炎会出现哪些并发症？

（1）肠道大出血：便血是本病的主要临床表现之一，便血的多少也是衡量病情轻重的指标之一，但有时难以绝对定量。这里所说的出血是指短时间内大量肠腔出血，伴有脉搏增快、血压下降及血红蛋白降低，需要输血治疗等。

（2）肠狭窄：多发生于病变广泛、病程长达 5 ～ 25 年或以上的病例，其部位多发生在左半结肠、乙状结肠或直肠，其病因多为黏膜肌层的增厚，或假息肉呈团阻塞肠腔。临床

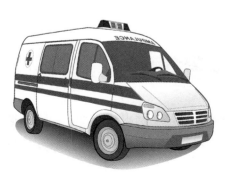

上一般无症状，严重时可引起部分肠阻塞。

（3）肠穿孔：为本病的严重并发症，多突发剧烈腹痛，体格检查可见腹膜刺激征，必须及时治疗。

（4）中毒性巨结肠：这是本病的一个严重并发症，多发生于全结肠病变的患者，死亡率可高达44%。临床表现为肠管高度扩张并伴有中毒症状，腹部明显胀气，最明显的扩张部位在横结肠，体格检查腹部可有压痛甚至反跳痛，肠鸣音显著减弱或消失。

（5）溃疡癌变。

21. 溃疡性结肠炎和细菌性痢疾是一回事吗？

不是一回事。二者均可有排脓血样大便、腹泻、里急后重等症状，但菌痢患者的粪便可培养分离出痢疾杆菌，抗菌治疗有效，而溃疡性结肠炎反复发作，找不到明确的感染细菌，通过大便培养等检查可以鉴别。

22. 溃疡性结肠炎与克罗恩病是一回事吗？

不是一回事。克罗恩病病变主要侵犯回肠末端，腹痛多位于右下腹或脐周，里急后重少见，粪便常无黏液脓血，腹部肿块、瘘管形成、肛门及直肠周围病灶较多见，X线钡剂造影检查在回肠末端可见线样征。若累及直肠和结肠时，可见病变部位黏膜呈卵石样隆起，有圆形、纵行线状或匐行性溃疡，多无渗出性或接触性出血，病变呈节段性分布，黏膜组织病理检查对诊断有帮助，但结肠克罗恩病有时与溃疡性结肠炎非常难区分。

23. 克罗恩病与急性阑尾炎如何鉴别？

克罗恩病急性发作时，常易与急性阑尾炎发生混淆，尤其是年轻患者伴有右下腹反跳痛及白细胞升高者。但是，急性阑尾炎有典型的转移性右下腹痛的表现，少有腹泻，右下腹肿块少见，白细胞数增高较显著，影像学检查等有助于鉴别。

【专家忠告】

临床上，结肠炎有多种类型，包括急性感染性结肠炎、溃疡性结肠炎、克罗恩病、缺血性结肠炎等，那么为了不耽误治疗，快速地做出明确诊断在整个诊治过程中就显得尤为重要。结肠炎的诊断需要综合患者的病史、临床症状、查体及各项诊断性检查（实验室检查、结肠镜检查、影像学检查、组织细胞学检查）等情况进行综合判断。对于病势缠绵或病情复杂的结肠炎患者，需要定期进行监测性结肠镜检查，严格随访，避免发生癌变。除了定性属于何种结肠炎外，还应同时对它的临床类型、严重程度、病情分期、是否引起并发症等情况做出判断。通过明确的诊断，区分结肠炎的类型和严重程度，可以为之后的治疗提供临床依据。另外，结肠炎在我们生活中的发病率是非常高的，我们还有必要了解一些与结肠炎有类似症状的疾病的鉴别诊断，帮助我们快速做出诊断。因此，大家平时多了解一些这些疾病的发病特点是十分必要的，这样就能在疾病发生时，及时发现，并尽早治疗。

第四部分

治疗——科学治疗效果好

1. 急性感染性结肠炎的治疗原则是什么？

（1）因急性感染性结肠炎多具有消化道传染性，所以发病后要注意采取隔离措施，防止传染他人。

（2）对于较重的急性感染性结肠炎应给予输液治疗，应迅速纠正失水和电解质紊乱，轻者给予口服补液盐即可。

（3）针对致病菌给予积极有效的抗生素治疗。

2. 急性感染性结肠炎如何选择药物治疗？

（1）沙门菌性肠炎：①轻者可不使用抗生素，因为抗生素既不能改变其病理过程，又不能缩短病程，反而延长恢复期排菌时间，导致耐药菌株的增多，故一般均主张不用。但严重病例可选用氨苄西林、羟氨苄西林、磺胺药物治疗，随着近年来耐药菌株增多，故可参照药敏结果选用；②对症和支持疗法。解痉止痛山莨菪碱口服或阿托品口服，有脱水者及时给予静脉输液，纠正水电解质紊乱。中毒严重者可考虑使用皮质激素，出现周围循环衰竭者应予抗休克治疗。

（2）细菌性痢疾：①输液以纠正脱水和电解质紊乱，解痉止痛可选用山莨菪碱或阿托品口服；②抗菌治疗；③对于中毒性菌痢，要给予抗菌治疗，积极给予抗休克治疗，同时注意防止脑病。

（3）空肠弯曲菌肠炎：患者大多能自愈，未经治疗者中约有 20% 的可能性复发。如果病情较重，可给予抗菌治疗。

（4）阿米巴肠病：①甲硝咪唑（甲硝唑）为治疗该病的首选药物；②甲硝酰咪唑（替硝唑）：本品毒性低，儿童能较好耐受，对甲硝咪唑无效者仍有效；③甲硝乙醇咪唑（另丁硝唑）对各型阿米巴病均有良好疗效；④依米丁适用于危重症病例。

3. 溃疡性结肠炎的治疗原则是什么？

（1）确定溃疡性结肠炎的诊断：应认真排除各种"有因可查"的结肠炎；对疑诊病例，可按本病治疗，进一步随诊，但建议先不用皮质类固醇激素。

（2）掌握好分级、分期、分段治疗的原则：如诊断标准所示，分级指疾病的严重度，分为轻、中、重度，采用不同药物和不同治疗方法；分期指疾病的活动期、缓解期，活动期以控制炎症及缓解症状为主要目标，而缓解期应继续维持缓解，预防复发；分段治疗指确定病变范围，以选择不同给药方法，远段结肠炎可用局部治疗，广泛性结肠炎或有肠外症状者则以系统性治疗为主。溃疡性直肠炎治疗原则和方法与远段结肠炎相同，局部治疗更为重要，优于口服药物。

（3）参考病程和过去治疗情况，以确定治疗药物、方法及疗程，尽早控制发作，防止复发。

（4）注意疾病并发症，以便估计预后，确定治疗终点，选择内、外科治疗方法。注意药物治疗过程中的毒副反应，随时调整治疗。

（5）判断全身情况，以便评估预后及生活质量。

（6）综合性、个体化的处理原则，包括采用营养、支持、心理、对症处理；内、外科医师共同会诊以确定内科治疗的限度与进一步处理的方法。

4. 溃疡性结肠炎的治疗目标是什么？

溃疡性结肠炎的治疗目标是诱导并维持临床缓解、促进黏膜愈合、防治并发症和改善患者生存质量；治疗需根据分级、分期、分段的不同而制定。分级指按疾病的严重度，采用不同的药物和不同治疗方法；分期指疾病分为活动期和缓解期，活动期以诱导缓解临床症状为主要目标，缓解期应继续维持缓解，预防复发为目标；分段治疗指确定病变范围以选择不同给药方法，远段结肠炎可采用局部治疗，广泛性结肠炎或有肠外症状者以系统性治疗为主。其临床治疗方法包括病因治疗与对症治疗、整体治疗与肠道局部治疗、西医药治疗与中医药治疗相结合。

5. 溃疡性结肠炎的治疗方法有哪些？

（1）一般治疗：强调休息、饮食和营养。急性发作期应卧床休息，严重者应暂禁食。

（2）对症治疗：贫血严重者可输血，精神过度紧张者可用镇静安定剂，如舒乐安定等，腹痛腹泻次数较多者可慎用解痉止泻药，纠正水电解质失常，特别要注意低钾血症的治疗。

（3）药物治疗：①氨基水杨酸制剂。柳氮磺吡啶是治疗本病的常用药物。不良反应包括恶心、呕吐、食欲减退等消化道反应，以及白细胞减少、自身免疫性溶血、再生障碍性贫血等。②糖皮质激素。对急性发作期有较好疗效，但长期应用有一定的副作用。③免疫抑制剂。如硫唑嘌呤或6-巯基嘌呤。④生物制剂和中医药制剂。

（4）外科治疗：内科治疗效果不理想者和（或）并发大出血、肠穿孔、结肠癌变的患者经内科治疗无效可采用外科手术治疗。

（5）"三联免疫整合疗法"：所谓"三联"即口服中成药，全身调节自然恢复肠道功能，同时通过脐疗达到内病外治之目的，再配合直接灌肠治疗，使药物直达病灶，药效快速，持久，可对溃疡性结肠炎反复发作导致的穿孔、出血，甚至癌变起到一定的防治作用。

6. 治疗溃疡性结肠炎的药物有哪些?

（1）氨基水杨酸类：传统药物柳氮磺吡啶是治疗溃疡性结肠炎常用的药物，因其不良反应较多，现应用已经减少。新型药物 5- 氨基水杨酸制剂，如美沙拉嗪、奥沙拉嗪、巴柳氮等，疗效较好，不良反应少，多用于轻、中度患者。

（2）激素类：糖皮质激素在治疗溃疡性结肠炎中占有不可忽视的地位，特别是在治疗重度溃疡性结肠炎和暴发型溃

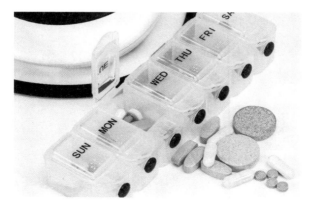

疡性结肠炎中，糖皮质激素通常是首选的治疗药物，治疗有效率达60%～83.9%。新型激素制剂如倍氯米松、布地奈德等具有高度局部活性，但全身效应低。激素类药物对急性发作期有较好疗效，但长期应用有一定的副作用。

（3）免疫抑制剂：目前临床常用的主要有硫唑嘌呤、6-巯基嘌呤、甲氨蝶呤、环孢素等。

（4）生物制剂：该治疗方法是近几年新生的药物治疗方法，其中以抗肿瘤坏死因子（TNF-A）单克隆抗体为代表，如类克等，用于顽固性溃疡性结肠炎。另外还有干扰素及核因子κB对溃疡性结肠炎也有一定的疗效。

（5）中医药制剂：针对这种情况中医提出了根据溃疡性结肠炎患者不同的病情采用不同的方剂，并配合灌肠、针灸等方法治疗，经过长期的实践，总结了一批行之有效的中药方剂。

（6）其他治疗：如抗生素、钙离子拮抗剂、血栓素合成酶抑制剂、β受体阻滞药、局部麻醉剂、超氧化物歧化酶系自由基清除剂、免疫球蛋白等。

7. 治疗溃疡性结肠炎有哪些常用的西药?

西医治疗溃疡性结肠炎需要根据病情轻重缓急的不同，

使用不同的药物及服用方法，但主要使用的是以下三大类药物：①氨基水杨酸制剂：美沙拉嗪（莎尔福）是最常用的药物，主要适用于轻、中型患者和经糖皮质激素治疗后病情已缓解的重型患者；②糖皮质激素：一般不作为优先选择使用的药物，使用氨基水杨酸制剂后疗效不佳的轻、中型病人，重型活动期和暴发型溃疡性结肠炎患者可直接考虑使用；③免疫抑制剂：只有使用激素治疗效果不佳或对激素依赖的慢性持续型患者才考虑使用。

8. 治疗溃疡性结肠炎的常用微生态制剂有哪些?

微生态制剂包括益生菌（probiotics）、益生元（prebiotics）和合生元（synbiotics）3 大类。

益生菌是指由生理性活菌和（或）死菌组成的微生态制剂，具备下述特点：有益的生理作用；来源于人类；应用安全；在酸和胆汁中稳定；能黏附于肠黏膜，并可定殖；能产生抗微生物的物质；通过现代加工能存活。目前临床应用的此类制剂：单一活菌制剂，如整肠生、丽珠肠乐胶囊、乳酶生、促菌生、降脂生、抑菌生等；多菌联合制剂，如益君康培菲康、妈咪爱、乳康生、金双歧、思连康等；死菌制剂，如乳酸菌素片、乐托尔等。多菌联合制剂可直接补充肠道内有益正常生理细菌，在调整炎症性肠病患者的肠道内微生态环境，重建正常菌群，抑制致病菌繁殖，控制革兰阴性杆菌过度增多而引起的血液中内毒素含量增高，刺激机体免疫功能，提高免疫系统吞噬病原菌和病毒的能力，改善患者腹胀、腹痛、腹泻及纳差乏力等临床症状方面有明显的疗效。

益生元是指一类非消化性物质，能选择性刺激一种或几种生理性细菌在宿主黏膜定殖和繁殖，包括各种寡糖类物质，如乳果糖、棉子低聚糖、低聚异麦芽糖、玉米低聚糖和大豆低聚糖。一些中药如人参、党参、黄芪、枸杞、五味子、刺五加、云芝、阿胶、四君子汤、扶正固本丸等也能起到益生元的作用，并能提高机体免疫机能，达到调整阴阳、扶正祛邪的目的。

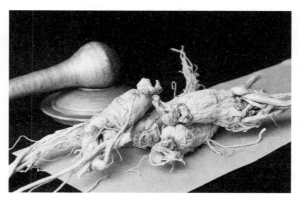

人参

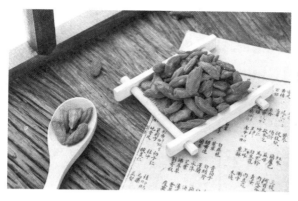

枸杞

合生元是指由益生菌和益生元组成的混合物，既能补充生理性的有益菌，又能选择性地刺激有益菌的繁殖，使益生作用更持久。

9. 复方嗜酸乳杆菌片为何能治疗结肠炎？如何服用？

复方嗜酸乳杆菌片是一种以生物学途径调整肠道菌群的生物制剂，也是目前国内为数不多的可常温保存的四联活菌制剂。本品通过补充益生菌可起到调节肠道蠕动、增强免疫、促进消化的作用，具有四菌协同、胃肠同治等优点。根据多年临床用药经验，推荐在肠镜检查一周内补充这种多联菌株益生菌，有助于快速恢复肠道菌群平衡。本品为复方制剂，

每片含嗜酸乳杆菌 5×10^6 个。辅料为淀粉、蔗糖。用于肠道菌群失调引起的肠功能紊乱，急、慢性腹泻，便秘，功能性消化不良，IBS（肠易激综合征）、UC（溃疡性结肠炎）及小儿反复性腹泻、儿童消化不良等。

用法用量：口服。成人一次 1～2 片，一日 3 次。儿童用量请咨询医师或药师。

10. 美沙拉嗪有几种剂型？

美沙拉嗪主要有片剂、栓剂和灌肠液三种剂型，分别是美沙拉嗪肠溶片、美沙拉嗪栓和美沙拉嗪灌肠液。

11. 美沙拉嗪肠溶片为何能治疗溃疡性结肠炎？如何服用？

美沙拉嗪肠溶片的主要成分为美沙拉嗪，体外研究显示美沙拉嗪对肠黏膜前列腺素的含量有一定影响，具有清除活性氧自由基的功能，对脂氧合酶可能起到一定的抑制作用。口服后在肠道释放美沙拉嗪，美沙拉嗪到达肠道后主要局部作用于肠黏膜和黏膜下层组织。美沙拉嗪的生物利用度或血浆浓度与治疗效果无关。本品适用于溃疡性结肠炎的急性发作期的治疗和维持治疗，以及克罗恩病急性发作期的治疗。

用法用量：口服。常用剂量为 1.5g/d，每片 0.25g，一次 2 片，一日 3 次。如果治疗剂量大于 1.5g/d，尽可能服用 0.5g 片。每次服用时，应在早、中、晚餐前 1 小时，并整片用足够的水送服。疗程请遵医嘱。

12. 服用美沙拉嗪有哪些注意事项？

（1）使用本品应进行监测。

（2）在治疗期间，在医生的指导下，应注意血细胞计数和尿液检查。一般情况下，在治疗开始 14 天应该进行这些检查。此后，每用药 4 周，应进行相应检查，这种检查应进行 2～3 次。如果未见异常，每 3 个月应进行 1 次血尿素氮、血肌酐和尿沉渣等反映肾功能的检查。肾功能障碍者勿使用本品，肝功能障碍者慎用本品。

（3）治疗期间，注意监测高铁血红蛋白值水平。

（4）肺功能障碍的患者，特别是哮喘患者，在治疗期间应进行密切监测。

（5）对含柳氮磺吡啶药物过敏的患者，只有在医学监测下，才能使用本品。治疗中，如果出现不可耐受的反应，如急性腹痛、痉挛、发热、严重头痛及皮肤红斑等，应立即停用本品。

13. 美沙拉嗪栓为何能治疗溃疡性结肠炎？如何使用？

美沙拉嗪栓的主要成分是美沙拉嗪，化学名称为 5- 氨基水杨酸，通过对一些炎症介质的生物合成和释放有抑制作用，抑制血小板激活因子的活性和抑制结肠黏膜脂肪酸氧化，来改善结肠黏膜炎症。本品适用于直肠型溃疡性结肠炎的治疗。

用法用量：每天 2 ～ 3 次，便后塞肛 0.25 ～ 0.5g，或遵医嘱。

14. 美沙拉嗪灌肠液为何能治疗溃疡性结肠炎？如何使用？

美沙拉嗪灌肠液的主要成分为美沙拉嗪。美沙拉嗪的体外实验表明其对一些炎症介质（前列腺素，白三烯 B4、C4）的生物合成和释放有抑制作用，其作用机制 Shiite 通过抑制血小板激活因子的活性和抑制结肠黏膜脂肪酸氧化，来改善结肠黏膜炎症。对家兔溃疡性结肠炎口服给药亦有明显的治疗作用和良好的量效关系。适用于直肠乙状结肠型溃疡性结肠炎的急性发作期的治疗。

用法用量：直肠给药。每晚睡前从肛门灌进肠内，每次 1 支（4g）。给药的时候，应该采用左侧卧位，左腿伸直、右侧膝盖弯曲，以便给药。给药后应该保持卧位至少 30 分钟以上，使药物分布至整个直肠。如果可能的情况下应尽量保留药液在体内更久。

15. 康复新液为何能治结肠炎？

康复新液的药理作用如下。

（1）促进肉芽组织生长：能显著促进肉芽组织生长，促进血管新生，加速坏死组织脱落，迅速修复各类溃疡及创伤创面。

（2）抗炎、消除炎性水肿：可抑制组织胺所致小鼠皮内色素渗出和抑制二甲苯所致小鼠耳郭肿胀。

（3）提高机体免疫功能：能提高巨噬细胞的吞噬能力；提高淋巴细胞及血清溶菌酶的活性，使体内超氧化物歧化酶的值回升，调节机体的生理平衡。

（4）本品对幽门结扎型胃溃疡及无水乙醇型胃溃疡有明显的保护作用，能明显减少胃液分泌量，总酸排出量及胃蛋白酶排出量，对消化性溃疡有疗效，能有效预防慢性结肠炎。

16. 康复新液有何功效？如何使用？

康复新液由美洲大蠊干燥虫体的乙醇提取物组成。有效成分主要有表皮生长因子、多元醇类、黏多糖、核苷类和多种氨基酸等。可通利血脉，养阴生肌。内服：用于瘀血阻滞，胃痛出血，胃、十二指肠溃疡的治疗，以及阴虚肺痨，肺结核的辅助治疗。外用：用于金疮、外伤、溃疡、瘘管、烧伤、烫伤、褥疮之创面。

用法用量：①内服，一次 10mL，一日 3 次，或遵医嘱。②外用，若冲洗，可取康复新液 100mL 放入喷壶内，喷壶口对准患处，由内到外，自上而下，进行缓慢喷洒冲洗，感染创面先清创后再用本品冲洗，每次 50mL，一日 2 次；若湿敷，可将康复新液 100mL 倒入容器内，医用纱布在药液中浸透后，敷于患处，定时用无菌镊子夹取纱布浸药后淋药液于敷布上，保持湿润 20 分钟，一日 2 次；若坐浴，将康复新液 200mL，加入 40 ～ 45℃的温水稀释至 1200mL（1∶5 温水稀释），趁热先熏洗，后坐浴，每次 15 ～ 20 分钟，一日 1 次。

17. 固本益肠片为何能治疗结肠炎？如何服用？

固本益肠片由党参、黄芪、延胡索、白术、补骨脂、山药、炮姜、白芍、赤石脂等 14 味中药组成，可健脾温肾，涩肠止泻。本品用于脾虚或脾肾阳虚所致的慢性泄泻，症见慢性腹痛腹泻、大便清稀或有黏液血便、食少腹胀、腰酸乏力、形寒肢冷、舌淡苔白、脉虚。

用法用量：口服，一次 8 片，一日 3 次。30 天为一疗程，连服 2 ～ 3 个疗程。

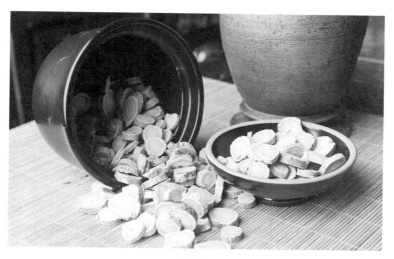

黄芪

18. 复方黄柏液有何功效？如何使用？

复方黄柏液，由连翘、黄柏、金银花、蒲公英、蜈蚣组成。可清热解毒，消肿祛腐。用于疮疡溃后，伤口感染，属阳证者。痔瘘术后换药，慢性结肠炎，溃疡性结肠炎。

用法用量：治疗慢性结肠炎，本品保留灌肠，每晚 1 次，每次 100mL，15 天后改为隔日 1 次。治疗溃疡性结肠炎，原液 100mL，保留灌肠。

19. 美沙拉嗪肠溶片适合于哪些患者？

本品在包肠衣后于肠中崩解，大部分药物可抵达结肠，作用于炎症黏膜，对肠壁炎症有显著的消炎作用，对发炎的肠壁结缔组织效用尤佳。本品适合于溃疡性结肠炎和克罗恩病急性发作期的治疗，以及防止溃疡性结肠炎复发的维持治疗。

20. 美沙拉嗪缓释颗粒为何能治疗溃疡性结肠炎？如何服用？

本品所含的 5- 氨基水杨酸是柳氮磺吡啶的有效成分。5-

氨基水杨酸进入上消化道后会被很快吸收，不能以有效浓度到达远端回肠和结肠。本药的缓释剂型能保护 5- 氨基水杨酸，避免其在上消化道被吸收，确保 5- 氨基水杨酸足量到达远端病变肠管。本品通过缓慢、持续释放 5- 氨基水杨酸达到抗炎作用。本药是微小颗粒，能够广泛地分布于远端肠道，扩大与病变黏膜的接触，增强局部治疗效果。

本品可用于溃疡性结肠炎的急性发作及缓解期维持治疗，防止复发。具体用法：口服，袋内药物应吞服，不要咀嚼。下述剂量每日分 3 ～ 4 次口服：溃疡性结肠炎急性期，每天 4g（8 袋）；缓解期，每天 1.5g（3 袋）。

21. 美沙拉嗪缓释颗粒有哪些不良反应？使用时应注意什么？

治疗开始时可能会出现头痛、恶心、呕吐，如出现以下症状，必须停药：急性胰腺炎、白细胞减少症，但上述症状极为罕见，停药后预后良好。极个别患者可出现心包炎和心肌炎。对水杨酸制剂过敏者、孕妇和哺乳期妇女禁用。肝、肾功能不全者慎用。保存时应密闭，并放在干燥处。

22. 柳氮磺吡啶为什么可以治疗溃疡性结肠炎?

柳氮磺吡啶口服后可肠内分解成磺胺吡啶和 5- 氨基水杨酸，后者是起作用的主要成分，它对肠壁具有特殊的亲和作用，并抑制前列腺素的合成，从而达到抑制炎症反应和腹泻的作用。

23. 什么样的结肠炎患者可以使用柳氮磺吡啶?

柳氮磺吡啶片剂适合于活动期溃疡性结肠炎患者的治疗和缓解期的维持治疗，以及活动期克罗恩病累及结肠（小肠克罗恩病疗效差）的患者的治疗。

24. 服用柳氮磺吡啶有哪些注意事项?

柳氮磺吡啶是治疗溃疡性结肠炎的常用药物之一，使用历史已长达 40 余年之久，其价格相比进口药物较低而为大多数患者所青睐。它的实质是一种人工合成的抗菌消炎药，跟我们平时服用的青霉素等抗生素是同一性质，但它属于口服不容易吸收的磺胺类药物，是通过在肠道被分解后产生治疗效果的，所以它的针对性及作用部位比其他抗生素更强、更精准。

然而因本品分解后产生的一种物质是磺胺吡啶，所以对磺胺类药物过敏的患者是不能使用的，而失水、休克、老年患者及肾功能不好的患者也应慎用或避免使用。其次，服用该药期间应多饮水，以防其磺胺成分产生结晶尿，进而损伤肾脏。需要长期或大剂量服用时，宜同时口服碳酸氢钠片并多饮水。另外，如果服药期间发生恶心、呕吐、食欲减退等不适，可改为餐后服药，或分成小量多次服用，甚至每小时一次，使上述症状减轻。最后强调，在整个治疗过程中还应注意检查：①血常规；②直肠镜与乙状结肠镜检查，以便医生观察用药效果及调整剂量；③定期尿液检查（每2～3日查尿常规一次）以发现长疗程或高剂量治疗时可能发生的结晶尿；④肝、肾功能检查。

25. 对磺胺类药物过敏的溃疡性结肠炎患者可以用哪些药物？

对磺胺类药物过敏的溃疡性结肠炎患者不能使用柳氮磺吡啶，因为它可以引起过敏反应及肝、肾功能损伤。应使用不含磺胺成分的新型制剂，如美沙拉嗪、奥沙拉秦、巴柳氮等。

26. 如果对柳氮磺吡啶过敏，就只能用激素类药物治疗了吗？

不是。柳氮磺吡啶只是氨基水杨酸制剂中的一种，仅因其进入人体后分解成磺胺吡啶而限制了一部分人群的使用，但它发挥疗效的主要成分是一种称为 5- 氨基水杨酸的物质，不会产生过敏反应，因此这种成分已被单独制成药物，在国外已替代柳氮磺吡啶成为治疗轻、中度溃疡性结肠炎及克罗恩病的有效药物。患者一旦出现对柳氮磺吡啶过敏，肝、肾功损害，精神神经损害等严重的不良反应，就应改用这类药物，目前市场上有美沙拉嗪、奥拉沙嗪和巴柳氮钠等，不良反应明显减少，缺点就是价格比较昂贵。

27. 注射用英夫利西单抗可以治疗溃疡性结肠炎吗？

注射用英夫利西单抗具有抗炎作用，它可诱导炎症细胞凋亡，已经有许多研究将其用于重度顽固性溃疡性结肠炎的治疗，可用于成人溃疡性结肠炎的治疗。

28. 重度溃疡性结肠炎患者怎样应用糖皮质激素？

重度溃疡性结肠炎患者诊断明确后应及时处理，给药剂量要足，若患者以前未用过糖皮质激素，可口服泼尼松40～60mg/d，观察7～10天，或者直接静脉滴注氢化可的松；使用过的患者应静脉滴注氢化可的松100～300mg/d，病情控制后，静脉用激素逐渐减量、停用，然后改用口服激素治疗，常用泼尼松40～60mg/d，症状缓解后逐渐缓慢减量至5～10mg/d，在激素减量过程中或停药后给予5-氨基水杨酸类药物继续维持治疗；静脉滴注氢化可的松7～10天无效者，可考虑应用环孢素或者手术治疗。

29. 促肾上腺皮质激素治疗溃疡性结肠炎的疗效怎样？

促皮质激素尤其适用于既往未使用过肾上腺糖皮质激素的溃疡性结肠炎患者，用药后症状可缓解。促肾上腺皮质激素能刺激肾上腺皮质合成和分泌氢化可的松，长期应用糖皮质激素，在停药前，短期应用促皮质激素可兴奋肾上腺皮质的功能，改善患者因糖皮质激素的减量导致的反跳。促肾上腺皮质激素对于应用氨基水杨酸制剂效果不佳，又不能应用免疫抑制剂，且对糖皮质激素依赖的重型溃疡性结肠炎患者的病情控制具有良好的效果。

30. 溃疡性结肠炎患者出现缺铁性贫血如何治疗？

（1）病因治疗：病因治疗对纠正贫血的效果、速度及防止其复发均有重要意义。对溃疡性结肠炎患者来说，就是要控制炎症，达到缓解症状、防止消化道继续出血的目的。

（2）铁剂治疗：口服铁剂，最常用的制剂为硫酸亚铁。服药时忌饮茶，以免铁被茶叶中的茶多酚沉淀而不能被吸收。一般尽量用口服药治疗，仅在下列情况下才应用注射铁剂：①肠道吸收不良，例如胃切除或胃肠吻合术后、慢性腹泻、脂肪痢等；②胃肠道疾病可由于口服铁剂后症状加重，例如消化性溃疡、溃疡性结肠炎、节段性结肠炎、胃切除后胃肠功能紊乱、妊娠时持续呕吐等；③口服铁剂虽经减量而仍有严重胃肠道反应，常用的铁注射剂有右旋糖酐铁及山梨醇铁。

（3）辅助治疗：加强营养，增加含铁丰富的食品的食用。

31. 粒细胞吸附疗法可以用于溃疡性结肠炎的治疗吗？

患溃疡性结肠炎时，激活的粒细胞特异性地浸润大肠黏膜，经蛋白分解酶和活性酶作用，使大肠黏膜呈弥漫性溃疡。病情呈持续慢性型或反复迁延型，使溃疡逐渐加深，并有穿孔的危险。重症患者伴剧烈腹痛、发热，须禁食和静脉输液，其主要的治疗药物是皮质类固醇激素，但不少患者有耐受性，故通常采用免疫抑制剂法或进行结肠切除术。粒细胞吸附疗法指从血中除去粒细胞、单核细胞、杀伤性 T 淋巴细胞等活化的白细胞，从而抑制炎症的疗法。粒细胞吸附器是一种血液滤过器，内部为充填醋酸纤维素的小珠，患者静脉血由此流过后，约 60％的活化粒细胞、单核细胞被吸附。该疗法每周 1 次，每次 1 小时，5 次为一疗程，由于这是一种对症疗法，需定期维持治疗。该法可以用于部分对皮质类固醇治疗抵抗的患者，并可以降低不良反应发生率。

32. 溃疡性结肠炎因用药引起胃黏膜损伤时可以选择哪些药物治疗?

很多治疗溃疡性结肠炎的药物，如糖皮质激素、柳氮磺吡啶、免疫抑制剂等，由于有不良反应或者使用不当都可以引起胃炎、胃溃疡等，发生后，医生要根据胃黏膜损伤的情况，决定停药和使用相应的防治胃黏膜损伤的药物，常用的防治胃粘膜损伤的药物有雷贝拉唑钠肠溶片等。

33. 硫糖铝为什么可以治疗溃疡性结肠炎？如何使用？

硫糖铝是很好的黏膜保护剂，它能在溃疡或糜烂面上与带正电的蛋白结合，形成一层电荷屏障，能刺激前列腺素生成，预防应激性溃疡，并强化黏膜防卫能力，增加固有层内血流量，促进表皮上皮细胞更新，加快黏膜细胞向表面移动和增加溃疡区表皮生长因子积聚等。硫糖铝糊剂灌肠有如下优点：①黏附性好，比水剂加药物灌肠易于保留，尤其适用于以直肠、乙状结肠炎症为主的溃疡性结肠炎；②同时有硫糖铝的治疗作用；③可加用中西药物，对局部起到协同治疗作用，比单独应用硫糖铝灌肠疗效好。但要注意对重症溃疡性结肠炎仍须配合全身治疗，个别便秘严重的溃疡性结肠炎患者，不适于应用硫糖铝，因其可加剧便秘。

如果病变在远端结肠和直肠，可以灌肠；如果病变范围广可以口服，应餐前1小时及睡前服用。

34. 硫糖铝有哪些不良反应？使用时应注意什么？

较常见的不良反应是便秘，少见或偶见的有腰痛、腹泻、恶心、眩晕、嗜睡、口干、消化不良、疲劳、皮疹、瘙痒、背痛及胃痉挛。

本品连续使用一般不得超过 8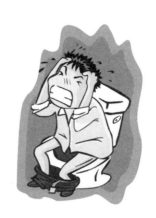
周，症状未缓解，请咨询医师或药
师。儿童用量请咨询医师或药师。
如服用过量或出现严重不良反应应
立即就医。过敏体质者，孕妇及哺
乳期妇女，习惯性便秘者及肝肾功
能不全等患者禁用或慎用。

35. 溃疡性结肠炎患者需要用抗生素吗？

一般不需要，除非有明确感染证据。如果一看化验检查
大便中有大量白细胞和红细胞，就使用甲硝唑、庆大霉素治
疗，会发现黏液、脓血可能并没有减少。其实，患者黏液、
脓血便症状与肠道炎症有关，并不是因为细菌感染而引起，
所以用抗生素效果不好，而需要使用非特异性抗炎药物 5- 氨
基水杨酸。

36. 在什么情况下溃疡性结肠炎患者可以使用抗生素？

如果证实合并感染，可考虑加用抗菌药物。喹诺酮类

是常用的抗菌药物，常用的有环丙沙星等。临床常用的甲硝唑是良好的抗厌氧菌药物，其在肝内代谢。甲硝唑应从小剂量开始使用，根据耐受情况逐步增量，常用剂量为 800mg/d（10 ～ 15mg/kg），有恶心、头晕时可减为 200 ～ 250mg/d，不良反应很快消失，见效时间一般为 2 周，化验指标改善则加大剂量至 800 ～ 1000mg/d，直至完全缓解。

37. 溃疡性结肠炎患者需要用庆大霉素吗？

一般不需要，除非有明确感染证据。而且，用药过程中可能引起听力减退、耳鸣或耳部饱满感等耳毒性反应，影响前庭功能时可发生步履不稳、眩晕，也可能发生血尿、排尿次数显著减少或尿量减少、食欲减退、极度口渴等肾毒性反应。发生率较低者有因神经肌肉阻滞或肾毒性引起的呼吸困难、嗜睡、软弱无力等，偶有皮疹、恶心、呕吐、肝功能减退、白细胞减少、粒细胞减少、贫血、低血压等。全身给药合并鞘内注射可能引起腿部抽搐、皮疹、发热和全身痉挛等。如确需使用，在用药前、用药过程中应定期进行尿常规和肾功能测定，以防止出现严重肾毒性反应。必要时做听力检查，尤其是高频听力测定及温度刺激试验，以检测前庭毒性。应给予患者足够的水分补充，以减少肾小管的损害。

38. 甲硝唑治疗溃疡性结肠炎疗效如何?

1975年Ursing首先报道了使用甲硝唑治疗溃疡性结肠炎,它可抑制肠道厌氧菌,国内报道于1976年以后渐增多。国内有多组报道合并应用甲硝唑(800 ～ 1200mg/d)口服或灌肠治疗溃疡性结肠炎有一定效果,可能与其抑制厌氧菌(厌氧菌有破坏肠黏膜的作用)或调节免疫作用有关。笔者认为对原发病无肯定疗效和特殊效果,长期应用不良反应(如肢端感觉异常等)明显,因而除非继发厌氧菌感染,否则无须长期进行抗厌氧菌治疗。

39. 甲硝唑有哪些不良反应? 使用时应注意什么?

该药经肝代谢,肝功能不足者药物可蓄积,应酌情减量。应用期间应减少钠盐摄入,避免引起钠潴留。可诱发白色念珠菌病,必要时可并用抗念珠菌药。可引起周围神经炎和惊厥,遇此情况应考虑停药(或减量)。可致血象改变,如白细胞计数减少等,应予注意。孕妇禁用。

40. 在什么情况下溃疡性结肠炎患者可以使用激素?

糖皮质激素和促肾上腺皮质激素能抑制炎症及免疫反应,缓解毒性症状,所以对急性发作期和暴发型患者,在氨基水杨酸类药物治疗无效的情况下可使用,其近期疗效明显,有效率可达90%,对溃疡性结肠炎伴关节炎、结节性红斑等自身免疫性疾病者尤其适用。但泼尼松等激素不良反应较多,对并发腹膜炎或腹腔内脓肿者宜慎用。用药过程中应防止出现低钾血症,有时主观症状的好转可能会掩盖病变的继续发展,甚至发生肠穿孔等严重并发症,因此需要特别注意。

41. 溃疡性结肠炎患者可以使用哪些维生素?

从食物中获取全面而充足的维生素是最佳的方式,适当补充维生素可弥补食物摄取的不足,但不能完全用药物代替日常饮食摄入。患病期间,可根据病情适当服用以下几类:①维生素 B_6,具有松弛肠壁肌肉及控制结肠痉挛的作用,对于饮食不佳的患者可以口服或者静脉输液补充;②维生素 K,是促进血液正常凝固的重要维生素,目前许多消化系统疾病被认为与缺乏维生素 K 有关;③维生素 C,是提高免疫功能及促进黏膜修复所需之物。另外如果出现了相应的维生素缺乏症状也应在医生指导下正确补充所需的维生素，而不应乱用。

42. 溃疡性结肠炎患者便血时用促凝药还是抗凝药？

黏液血便或便血是活动期溃疡性结肠炎的主要症状之一，为了减少出血或止血，很多医生常规应用酚磺乙胺、氨甲环酸等促凝药物，不过这些"常规治疗"值得商榷：①溃疡性结肠炎血便主要是肠黏膜炎症、糜烂、溃疡所致，而非凝血功能低下引起；②大量研究表明，很多溃疡性结肠炎患者机体处于高凝状态而非低凝状态；③ 100 例尸体解剖资料证实，近 50% 溃疡性结肠炎患者有不同部位的微血栓形成，远高于对照组。这三点也是我们抗凝治疗的理由和根据，从抗凝治疗的实践来看，国外多中心静脉应用或皮下注射肝素（累计报道约 1000 例），国内应用肝素类药物治疗一些顽固性或激素抵抗型溃疡性结肠炎取得了较好疗效，这可能与此类药物能改善溃疡性结肠炎患者的高凝状态，抑制血小板活化，以及抗炎、抗过敏、抗微血栓等多种药理作用有关，便血好转或消失而非加重往往是治疗有效的最早变化，而且还可使激素用量减少或停用激素。

43. 溃疡性结肠炎患者何时用抗凝药物?

抗凝治疗的临床应用还在探索中,符合以下情况的可试用:①经检测(如血小板等)伴有显著高凝状态的活动期溃疡性结肠炎患者;②激素依赖型或抵抗型顽固性溃疡性结肠炎患者。已应用的抗凝药物:①肝素,皮下注射或静脉应用(5000～10000U/d),或者雾化吸入,每次5000U,每日2次,疗程视病情可适当延长,一般1～3个月,在几种给药途径中,舌下含化方便,安全有效;②低分子肝素口服制剂366U/(kg·d)。注意事项:从小剂量用起,开始治疗时每周检测凝血功能,皮下注射应严格按操作要求进行。用药剂量因人而异,宜个体化给药,并遵医嘱。

44. 锡类散可以治疗溃疡性结肠炎吗?

可以。因锡类散主要成分包括象牙屑、青黛、壁钱炭、人指甲(滑石粉制)、珍珠、冰片、人工牛黄等,具有解毒化腐作用,可以用于溃疡性结肠炎保留灌肠,尤其适用于溃疡性结肠炎远端病变,每次用1g。

45. 溃疡性结肠炎患者可以用云南白药止血吗?

云南白药为灰黄色至浅棕黄色的粉末,具特异性香气,味略感清凉,并有麻舌感。保险子为红色的球形或类球形水丸,剖面显棕色或棕褐色,气微,味微苦,有化瘀止血、活血止痛、解毒消肿的作用。可以用于便血治疗。

46. 云南白药如何使用? 使用时应注意什么?

(1)每瓶或每盒云南白药中都有一粒红药丸叫保险子。根据药品说明书,它一般只用于危重的外伤。其实,在医师指导下合理使用,它也可用于多种疾病的治疗。本品每瓶装 4g,保险子 1 粒。出血者用温开水送服,口服,一次 0.25 ~ 0.5g,一日 4 次(2 ~ 5 岁按 1/4 剂量服用;5 ~ 12 岁按 1/2 剂量服用)。

(2)孕妇忌用。服药一日内,忌食蚕豆、鱼类及酸冷食物。

47. 肝素钠含片适合于哪些溃疡性结肠炎患者？如何服用？

肝素钠含片治疗的临床应用还在探索中，符合以下情况的可试用：①经检测（如血小板等）伴有显著高凝状态的活动期溃疡性结肠炎患者；②激素依赖型或抵抗型顽固性溃疡性结肠炎患者。

本品主要成分为低抗凝肝素钠。含服，一日3次，每次1～2片，或遵医嘱。

48. 溃疡性结肠炎患者需要用止血敏止血吗？

一般不需要。溃疡性结肠炎出血主要是肠黏膜炎症、糜烂、溃疡所致，而非凝血功能低下引起，因此控制肠黏膜炎症便血就能缓解，而不需要止血药来解决。止血敏（通用名：酚磺乙胺注射液）能使血管收缩，降低毛细血管通透性，也能增强血小板聚集性和黏附性，促进血小板释放凝血活性物质，缩短凝血时间，达到止血效果。由于很多溃疡性结肠炎患者机体处于高凝状态，止血敏可以加重高凝状态，导致机体肠系膜微血栓形成，加重肠黏膜缺血、缺氧，不利于减轻炎症，严重的还可以引起其他部位血栓形成。

49. 溃疡性结肠炎患者需要用氨基己酸止血吗?

一般不需要。氨基己酸注射液是抗纤维蛋白溶解药,能定性阻抑纤溶酶原与纤维蛋白结合,防止其激活,从而抑制纤维蛋白溶解,高浓度(100mg/L)则直接抑制纤溶酶活力,达到止血效果。而溃疡性结肠炎出血主要是肠黏膜炎症、糜烂、溃疡所致,因此控制肠黏膜炎症便血就能缓解,而不需要止血药来解决。

50. 溃疡性结肠炎患者需要用立止血止血吗?

一般不需要。立止血具有类凝血酶样作用及类凝血激酶样作用,其凝血酶样作用能促进出血部位(血管破损部位)的血小板聚集,释放一系列凝血因子,促进出血部位的血栓形成和止血;其类凝血激酶样作用可加速凝血酶的生成,因而促进凝血过程。本品能缩短出血时间。而溃疡性结肠炎出血主要是肠黏膜炎症、糜烂、溃疡所致,而非凝血功能低下引起,因此肠黏膜炎症得到控制便血就能缓解,而不是靠用止血药解决。由于很多溃疡性结肠炎患者机体处于高凝状态,使用立止血会加重高凝状态,导致机体肠系膜微血栓形成,加重肠黏膜缺血缺氧，不利于减轻炎症，严重者还可以引起其他部位血栓形成。

51. 溃疡性结肠炎患者严重腹痛可用哪些药物缓解？

常规应用解痉药缓解溃疡性结肠炎的严重腹痛，如654-2 10mg，必要时肌注，或口服3次/日；溴丙胺太林15mg口服，3次/日；阿托品1mg，必要时皮内注射或肌注。但应注意，上述药物仅适于短期使用，长期大量使用有诱发中毒性巨结肠的可能性。有中毒性巨结肠症状者，禁用解痉药及镇静剂，以免加剧结肠扩张，可使用罗通定30～60mg口服，既有镇静止痛作用，又可避免传统解痉药诱发中毒性巨结肠的危险。匹维溴铵或者奥替溴铵也可有效缓解腹痛。

52. 罗通定可用于溃疡性结肠炎镇静止痛吗？

本品为非麻醉性镇痛类、非处方药品。本品为非麻醉性镇痛药，具有镇痛、镇静、催眠及安定作用，镇痛作用较一般解热镇痛药强，服药后10分钟出现镇痛作用，并可维持2～5小时。对胃肠道系统引起的钝痛有良好的止痛效果，对于失眠，尤其是因疼痛引起的失眠更为适宜，醒后无后遗效应。可以用于溃疡性结肠炎引起的疼痛。服用方法：镇痛，口服每次 60 ～ 120mg，一日 3 次，肌内注射每次 60 ～ 90mg。催眠，于睡前服 30 ～ 90mg。

53. 复方苯乙哌啶可用于治疗溃疡性结肠炎吗？

本品通过提高肠张力和抑制肠蠕动而止泻，可用于急、慢性功能性腹泻，亦可用于药物及慢性结肠炎造成的腹泻。溃疡性结肠炎严重腹泻患者可以在医生指导下应用，但要注意避免引起中毒性巨结肠。常规用法：一次 2.5 ～ 5mg，一日 2 ～ 4 次。至腹泻被控制时，应即减少剂量，或者遵医嘱。

54. 易蒙停可用于溃疡性结肠炎患者止泻吗？如何服用？

可以。本品与吗啡相似，能明显抑制肠蠕动而止泻，但无吗啡样中枢抑制作用，亦不影响肠腔内溶质和水的转运，止泻作用快而持久；能有效而安全地控制急、慢性腹泻。因此，溃疡性结肠炎患者可以用易蒙停止泻，尤其适用于使用其他止泻药效果不显著的腹泻患者。该药品规格为胶囊，每粒胶囊装 2mg。

用法用量：口服。成人首次 4mg，以后每腹泻 1 次再服

2mg，至腹泻停止或每日用量达 16～20mg，连续 5 日，若无效则停服。儿童（5 岁以上）首次服 2mg，以后每腹泻 1 次再服 2mg，直至腹泻停止，最大用量每日为 8～12mg。空腹或饭前半小时服药可提高疗效。慢性腹泻待显效后，成人每日服 4～8mg，长期维持。

55. 蒙脱石散可用于溃疡性结肠炎患者止泻吗？

蒙脱石散（思密达）为类白色粉末，具有香兰素的芳香味。本品对消化道内的病毒、病菌及其产生的毒素有固定和抑制作用；对消化道黏膜有覆盖能力，可通过与黏液糖蛋白相互结合，修复并提高胃肠黏膜对致病因子的防御功能。本品不进入血液循环系统，可连同致病因子随消化道自身蠕动排出体外。因此，溃疡性结肠炎患者可以用它止泻。常规用法：将本品倒入 50mL 温水中，摇匀后服用。儿童：1 岁以下，每日 1 袋；1～2 岁，每日 1～2 袋；2 岁以上，每日 2～3 袋，均分 3 次服用。或遵医嘱

56. 溃疡性结肠炎患者应避免服用哪些药物？

溃疡性结肠炎患者应避免服用导致肠道损伤的药物，如

水杨酸制剂（阿司匹林及其他治疗感冒的解热镇痛药物）、洋地黄制剂、抗凝血类药、咖啡因、抗生素类药、胰岛素、保泰松、黄嘌呤化合物、吲哚美辛、甲苯磺丁脲、呋喃西林、噻嗪类利尿剂、氯化钾（特别是口服液）、甲灭酸、羟基保泰松等。如果病情需要使用上述某些药物，应配合相应的保护胃肠黏膜的药物同用，以减少其不良反应。

57. 由治疗溃疡性结肠炎的药物所引起肝损伤如何治疗？

很多治疗溃疡性结肠炎的药物，如柳氮磺吡啶、免疫抑制剂等，由于有不良反应或者如果使用不当，都可以引起药物性肝损伤。肝损伤发生后，医生要根据损伤情况，决定停药或使用相应的防治肝损伤的药物。常用防治肝损伤的药物有还原型谷胱甘肽、联苯双酯滴丸、甘草酸二铵等。

58. 结肠炎的中医治疗原则是什么？

（1）分清标本缓急：结肠炎病机属虚实夹杂。活动期结肠炎以邪实为主，浊毒血瘀之象明显，当急则治其标；缓解期结肠炎以本虚为主，脏腑亏虚之象明显，当缓则治其本。

（2）注重调气和血：湿阻肠中，易碍气机运行，热邪煎灼津液又致瘀血，热迫血溢，气血壅滞，肉败血腐，随大便混杂而下，故调气行血法为结肠炎的通用治则。

（3）扶正祛邪并重：虚证痢疾应扶正祛邪。因虚证久痢，虚实错杂，若单纯补益，则滞积不去，贸然予以通导，又恐伤正气，故应虚实兼顾，扶正祛邪。

（4）整体治疗与局部治疗相结合：在结肠炎的治疗中将口服与灌肠治疗紧密结合，将整体脏腑辨证与局部用药相结合，内外合治，标本兼顾，在临床取得了较好的疗效。

（5）顾护胃气为要："人以胃气为本，而治痢尤要"。

59. 结肠炎常用的内服中成药有哪些?

（1）浊毒内蕴型：中成药可选用香连丸、苦参片、肠康片、虎地肠溶胶囊、结肠炎丸等口服。

（2）寒浊内阻型：中成药可选用理中丸口服。

（3）浊毒瘀阻型：中成药可选用裸花紫珠片、血府逐瘀胶囊等口服。

（4）浊毒损阳，脾肾虚寒型：中成药可选用固本益肠片、四神丸等口服。

（5）脾胃虚弱型：中成药可选补脾益肠丸、小建中颗粒等口服。

60. 结肠炎常用的中医治法有哪些?

（1）化浊解毒法：对于结肠炎的治疗，化浊解毒法要贯穿始终，并灵活应用。常用的解毒方法有芳香化浊解毒法、通腑泄浊解毒法、淡渗利湿解毒法、清热燥湿解毒法及以毒攻毒化浊法。

（2）健脾益气法：施以健脾益气为主，治病求本，切中病机，可进一步改善病情。

（3）活血化瘀法：临证欲活血化瘀，除需结合清肠化湿、调肝理气、调肺化痰、消积导滞等，还应分清气虚、阳虚、血虚和阴虚，且要做到活血而不伤正。

（4）调肝理气法：临证当在健脾的同时，除用陈皮、枳壳、木香等中药理气外，还应佐以疏肝或敛肝之法，才能恢复肝胆疏泄功能及脾胃运化功能。

（5）调肺化痰法：欲调整大肠的传导功能，亦要调整肺脏的宣肃功能。

（6）消积导滞法：临证常用山楂、神曲、鸡内金、莱菔子、枳实、木香、槟榔、大黄等药物消积导滞，使积滞去，湿热清、痰湿化、气血畅，正气得以恢复，而不易复发。

（7）益肾温肾法：治宜温补肾阳，酌加熟附子、肉桂、补骨脂、益智仁、菟丝子等药物益肾温肾，以四神丸、真人养脏汤等方剂为底方进行加减。

（8）滋阴养血法：临证需在健脾止泻等基础上，选择应用滋阴养血之品，如阿胶、当归、龙眼肉、白芍、生地黄、沙参等，驻车丸合归脾汤为常用加减方剂。

（9）敛疡生肌法：脾主运化水湿，健脾益气可在一定程度上消除肠道黏膜的水肿。"脾为气血生化之源""脾主肌肉"。

（10）收敛固涩法：结肠炎缓解期患者见有腹泻不可轻易使用固涩之品，以免"闭门留寇"，反使病情加重。

61. 结肠炎常用的外用中药有哪些？

（1）中药灌肠：可选用锡类散、云南白药散、溃结灌肠液（南京市中医院全国肛肠中心制剂）。

（2）脐部敷贴法：云南白药粉（4g/瓶）与万应止痛膏20mL调匀后，2～3g/次，填入脐部，代温灸膏脐部敷贴，每日早晚各一次。

62. 结肠炎的中医特色治疗方法有哪些？

（1）针刺疗法常用取穴：脾俞、天枢、足三里、大肠俞、气海、关元、太冲、肺俞、神阙、上巨虚、阴陵泉、中脘、丰隆。

（2）艾灸疗法常用取穴：中脘、天枢、关元、脾俞、大肠俞等穴，可采用回旋灸法或雀啄灸法。

（3）推拿疗法：背部两侧膀胱经使用推摩法、双手拇指推法治疗，从膈俞水平到大肠俞水平；肾俞、命门等穴使用小鱼际擦法；膈俞、膏肓俞、脾俞、胃俞、大肠俞等穴使用拇指按法。

（4）穴位贴敷疗法：常用穴贴用药有炮附子、细辛、丁香、白芥子、赤芍、生姜等，可根据辨证用药加减。常用穴位有上巨虚、天枢、足三里、命门、关元等穴。

（5）穴位埋线疗法：常用取穴有中脘、足三里、天枢、大肠俞，脾胃虚弱者配脾俞；脾肾阳虚日久者配肾俞、关元、三阴交；脾胃有湿者配阴陵泉。

63. 溃疡性结肠炎中医外治疗法有哪些？

溃疡性结肠炎中医外治疗效独特，现介绍如下。

（1）耳穴埋籽法

耳与人体四肢百骸、五官九窍通过经络相互沟通，与人体的生理病理密切相连。在常规口服中药治疗的同时做耳穴贴压，取穴：脾、大肠、内分泌、皮质下等，局部消毒后，用粘有王五不留行子的 0.4cm×0.4cm 胶布贴在相应耳穴上，每日按压 3～5 次，每日每穴按压 10～20 下。三穴配伍能缓解灌肠后的不适症状，延长保留灌肠时药液在肠道内的存留时间；可调节机体免疫，补充微量元素，促进肠道溃疡愈合。提高了治疗效果和护理质量，而且简便经济，无副作用。

（2）隔姜灸

溃疡性结肠炎中医辨证属"腹痛""泄泻"，大多数为脾胃虚弱，中焦虚寒。对于虚寒证的治疗，以温经通络，补阳散寒为主。生姜辛温，偏于发散，既能温通经络，又能直达病所。艾叶具有芳香走窜的特性，燃烧时所散发出的温热与特殊气味，能够快速的开通人体的经络，加速人体的气血循环，使寒凝得散，气血通调。取穴：神阙、天枢，上置厚度为 3 ～ 4cm 鲜姜片并用三棱针扎数个小孔，以药艾条隔姜灸。施灸频次：每日 1 次，每次 20 分钟，10 次为 1 个疗程，每疗程间隔 2 天。脐部的神阙穴为任脉的要穴，既与十二经脉相通，也与十二脏腑和全身相连，具有理肠止泻、健脾和胃、止痛、调理阴阳等作用。但因为艾火不易控制，容易烫伤，所以一定要防止烫伤。

（3）中药足浴

中药足浴是用中药煎煮取汁泡脚的一种保健治疗方法，是我国传统外治法的一个重要的组成部分。足掌有 300 多处穴位，67 个反射区，运用不同方法刺激这些反射区可以促进血液循环，增强内分泌系统调节人体各部分的机能。中药足浴配合足底按摩足部反射区，能使降结肠、直肠的交感神经相对抑制，副交感神经相对兴奋，使肠蠕动增加，肛门内外括约肌松弛，有助于灌肠前排便。减少了粪便对药液与肠黏膜的阻隔，使药液与肠黏膜充分接触，提高了中药保留灌肠的疗效。同时还能缓解患者焦虑的心情，帮助入眠。

综上所述，中医外治法是治疗溃疡性结肠炎的重要手段之一，具有独特的优势。具体体现在运用中医辨证施治原则可随证加减药物及穴位；药物可绕过肝肠循环，避免口服的首过消除效应，直达病所，提高药物治疗浓度，安全有效，患者易于接受。

64. 轻度溃疡性结肠炎活动期的处理措施有哪些？

轻度溃疡性结肠炎活动期的处理可选用柳氮磺吡啶（SASP），用量用法：0.75 ～ 1g/ 次，3 ～ 4 次 / 日，口服（应同时补充叶酸）；或用相当剂量的 5- 氨基水杨酸（5-ASA）制剂。病变分布于远段结肠者可酌用 SASP 或 5-ASA 栓剂 0.5 ～ 1g/ 次，2 次 / 日；也可用 5-ASA 灌肠液 1 ～ 2g，或氢化可的松琥珀酸钠盐灌肠液 100 ～ 200mg，保留灌肠，1 次 / 晚。必要时用布地奈德 2mg，保留灌肠，1 次 / 晚。

65. 中度溃疡性结肠炎活动期的处理措施有哪些？

中度溃疡性结肠炎活动期可用上述剂量水杨酸类制剂治疗，反应不佳者，适当加量或改口服糖皮质激素，常用泼尼松 30 ～ 40mg/d，建议顿服。

66. 重度溃疡性结肠炎活动期的处理措施有哪些?

重度溃疡性结肠炎一般病变范围较广,病情发展变化较快,做出诊断后应及时处理,给药剂量要足,治疗方法如下。

(1)如患者未曾使用过口服糖皮质激素,可口服泼尼松龙,观察 7 ~ 10 天,亦可直接静脉给药。已使用者,应静脉滴注氢化可的松或甲基泼尼松龙。

(2)肠外应用广谱抗生素控制肠道继发感染,如硝基咪唑及喹诺酮类制剂、氨苄西林或头孢类抗生素等。

(3)应使患者卧床休息,适当输液,补充电解质,以防水盐平衡紊乱。

(4)便血量大,血红蛋白 90g/L 以下和持续出血不止者应考虑输血。

(5)营养不良,病情较重者可用要素饮食,病情严重者应予肠外营养。

(6)静脉滴注糖皮质激素使用 7 ~ 10 天后无效者可考虑环孢素静脉滴注,静脉滴注 7 ~ 10 天。由于药物免疫抑制作用、肾脏毒性及其他不良反应,应严格监测血药浓度。因此,从医院监测条件综合考虑,主张在少数医学中心使用。亦可考虑其他免疫抑制剂,如他克莫司(FK506)。

（7）如上述药物治疗疗效不佳，应及时行内、外科会诊，确定结肠切除手术的时机与方式。

（8）慎用解痉剂及止泻剂，以避免诱发中毒性巨结肠。

（9）密切监测患者生命体征及腹部体征变化，及早发现和处理并发症。

67. 溃疡性结肠炎缓解期的处理措施有哪些？

症状缓解后，应继续应用 SASP 或 5-ASA 类药物进行维持治疗，时间至少 1 年或长期维持。SASP 的维持治疗剂量一般为口服 2～3g/d，亦可用相当剂量的 5-ASA 类药物。糖皮质激素不宜用于维持治疗。6-巯基嘌呤（6-MP）或硫唑嘌呤等用于对上述药物不能维持或对糖皮质激素依赖者。目前国内各炎症性肠药（IBD）临床诊疗中心不断探索并证实中医药在维持缓解中具有重要作用。

68. 重度及顽固性结肠炎患者有没有更好的治疗方法？

（1）白细胞洗脱疗法：适合于重度 UC 患者，有条件单位可以开展此疗法。

（2）益生元或益生菌治疗：适合于有菌群失调的 UC 患

者，也可作为活动期 UC 的辅助治疗。

（3）新型生物制剂治疗：如抗肿瘤坏死因子 $-\alpha$（TNF$-\alpha$）单克隆抗体，适用于重症和顽固性（难治性）UC 的治疗。目前国内使用的制剂如英夫利昔，用量用法：5mg/kg 于 0 周、2 周、6 周静脉滴注诱导缓解，以后每 8 周静脉滴注以维持治疗，可减少中、重度 UC 患者的手术率，降低糖皮质激素用量。用药前需严格评估病情，排除潜在的活动性结核及各种感染，应用中应严密观察，注意各种不良反应。

69. 结肠炎中西医结合诊治的要点是什么？

针对结肠炎不同时期发病情况，寻找中西医结合治疗的切入点，对于诱导临床症状缓解，促进黏膜愈合，改善生活质量方面，以提高临床疗效具有重要意义。当急性发作得到

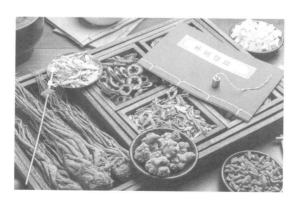

控制后，氨基水杨酸制剂能有效降低疾病复发率，中医药治疗能够明显改善患者的体质，进而可以逐渐减少甚至停用美沙拉嗪制剂。患者不宜长期使用激素，硫唑嘌呤或 6-MP 等免疫抑制剂可作为激素依赖性患者需减少激素剂量时的配合用药。

70. 中西医结合治疗在溃疡性结肠炎不同发病时期的优势各是什么？

（1）轻中度活动期溃疡性结肠炎：中医药治疗轻中度结肠炎的疗效与美沙拉嗪制剂相当，能明显改善患者腹痛、腹泻、黏液脓血便及里急后重等临床症状，诱导临床症状缓解，促进黏膜愈合，提高患者生活质量；中医药能发挥辨证论治的特点，可以进行个体化治疗，能改善控制患者临床症状和提高患者生活质量。

（2）重度溃疡性结肠炎：在使用美沙拉嗪制剂、激素和免疫抑制剂的基础上联合中医药的治疗，能缩短诱导临床症状缓解的时间，减少激素和免疫抑制剂的不良反应，在诱导临床症状缓解后能逐步减少上述药物的用量，甚至停用上述药物。

（3）难治性溃疡性结肠炎：在使用美沙拉嗪制剂、激素和免疫抑制剂或生物制剂的基础上联合中医药的治疗，能诱导临床症状缓解，逐步减量甚至停用上述药物，避免上述药物的毒副反应。

（4）缓解期溃疡性结肠炎：中医药治疗能够明显改善患者的体质，可以逐渐减少甚至停用美沙拉嗪制剂。中药的服药频次可以逐步减少，而达到长期的缓解，减少患者的复发率。中药服用频率可从 1 剂 / 日，减至 1 剂 /2 ～ 3 日，甚至 1 剂 / 周以维持缓解，减少药物的服用量。

71. 溃疡性结肠炎西医维持治疗需要多长时间？

欧洲克罗恩病及溃疡性结肠炎组织（ECCO）2020 年提出的欧洲溃疡性结肠炎诊治共识，及美国胃肠病学会（AGA）2020 年修订的溃疡性结肠炎成人实践指南，提供了有关溃疡性结肠炎缓解期治疗的详细循证文献。所有溃疡性结肠炎患者完全缓解后均应继续维持治疗，但对于首发症状轻微，或很少复发且复发症状轻微的患者，可以选择不做长期服药的维持治疗而仅接受随访。美国、英国、亚太地区及我国的"共识意见"推荐长期维持缓解治疗，时间需 3 ～ 5 年，甚至终生。尤其是左半结肠、广泛结肠或全结肠病变、每年复发 1 次以上的远端结肠病变的患者。远端结肠炎已获缓解 2 年及不愿接受该类药物治疗的患者，可考虑停止治疗。

72. 溃疡性结肠炎维持治疗的药物有哪些?

（1）氨基水杨酸类制剂：是轻、中度溃疡性结肠炎诱导缓解和维持缓解的常用药物，通过干扰花生四烯酸代谢，抑制白三烯与前列腺素的合成，发挥抗感染作用。

（2）免疫抑制药：硫唑嘌呤及 6- 巯基嘌呤用于经足够剂量氨基水杨酸盐治疗而短期内复发或频繁复发者，或不耐受氨基水杨酸盐者，或糖皮质激素依赖者，或环孢素、他克莫司、巯嘌呤类有效诱导缓解者，或须静脉注射糖皮质激素诱导缓解者。

（3）生物学制剂：目前我国开始应用的是英夫利西，对传统疗法（包括氨基水杨酸盐、糖皮质激素、免疫抑制剂）无效的溃疡性结肠炎患者，或糖皮质激素初用者，经 IFX 诱导缓解有效者，根据患者具体情况，或使用 IFX 维持缓解（单一疗法），或使用 IFX 联合 Aza 或 6-MP 维持治疗。

73. 溃疡性结肠炎维持治疗的给药途径有哪些?

（1）远端结肠炎：远端溃疡性结肠炎患者可采用局部疗法来维持与巩固疗效。国外经验报道指出，以 5- 氨基水杨酸制剂（如奥沙拉嗪钠 2 ～ 4g/d）进行每隔 1 天灌肠方式治疗是一种经济而有效的疗法。但长期使用灌肠方式治疗仍有较大困难。因此，只要患者能配合，应用肛门栓剂（如美沙拉嗪 500mg 塞肛，2 次 / 日或柳氮磺吡啶栓 1g 塞肛，2 次 / 日）可能是一种可行的替代方法。口服奥沙拉嗪钠（1 ～ 2g/d）或柳氮磺吡啶（2 ～ 4g/d）也有维持缓解的疗效。局部应用糖皮质激素制剂则未被证明对远端结肠炎维持缓解有效。针对性的中药制剂保留灌肠可使中药均匀作用于病变局部，以达"药之所达，肠疾得康"的疗效。

（2）左半结肠炎或全结肠炎：如果患者系左半结肠炎或全结肠溃疡性结肠炎患者，多数研究均肯定应用口服 5- 氨基水杨酸药物（如奥沙拉嗪钠胶囊，1 ～ 2g/d）疗法可具较好的维持疗效。柳氮磺吡啶也具有使疾病复发减少的疗效，但 5- 氨基水杨酸制剂（如奥沙拉嗪钠胶囊）不良反应明显减少，尤其是胃肠道不良反应减少更为明显。5- 氨基水杨酸的最适维持剂量为 2g/d。除奥柳氮外，其他各种 5- 氨基水杨酸制剂或柳氮磺吡啶制剂均未被证明有明显的剂量效应。

74. 医生治疗溃疡性结肠炎的原则是什么？

是分级、分期、分段治疗。分级治疗指根据疾病的严重度，分为轻、中、重度，不同程度采用不同药物和不同治疗方法；分期治疗指根据疾病的活动期、缓解期治疗，活动期以控制炎症及缓解症状为主要目标，而缓解期继续维持缓解，预防复发；分段治疗指根据病变范围，选择不同给药方法，如远段结肠炎用局部治疗，广泛性及全结肠炎或有肠外症状者则以系统性治疗为主。溃疡性直肠炎治疗原则和方法与远段结肠炎相同，局部治疗（应用栓剂）更为重要，优于口服药物。

75. 轻度溃疡性结肠炎如何用药治疗？

可选用柳氮磺吡啶片剂，3～4g/d，分2～3次口服。由于柳氮磺吡啶不良反应太多，尽量不要用，条件允许的患者尽量选用相当剂量的5-氨基水杨酸片剂。柳氮磺吡啶1g相当于美沙拉嗪0.4g，巴沙拉嗪1g相当于美沙拉嗪0.36g，奥沙拉嗪1g相当于美沙拉嗪1g。病变分布于远段结肠者可酌用5-氨基水杨酸栓剂1g，2次/日或氢化可的松琥珀酸钠盐灌肠液100～200mg，每晚1次保留灌肠，也可用中药保留灌肠。

76. 中度溃疡性结肠炎如何用药治疗?

可用上述剂量水杨酸类片剂治疗,反应不佳者,适当加量或改口服皮质类固醇激素,常用泼尼松(强的松)30～40mg/d,分次口服。

77. 重度溃疡性结肠炎如何用药治疗?

重度溃疡性结肠炎一般病变范围较广,病情发展变化较快,做出诊断后应及时处理,给药剂量要足,治疗方法如下:如患者尚未用过口服皮质类固醇激素,可口服泼尼松龙40～60mg/d,观察7～10天,亦可直接静脉给药。已使用者,应静脉滴注氢化可的松300mg/d或甲基泼尼松龙48mg/d 肠外应用广谱抗生素控制肠道继发感染,如氨苄西林、硝基咪唑及喹诺酮类制剂。应使患者卧床休息,适当输液,补充电解质,以防水盐平衡紊乱。便血量大、血红蛋白在90g/L 以下和持续出血不止者应考虑输血。营养不良、病情较重者可用要素饮食,病情严重者应予肠外营养。静脉皮质类固醇激素使用7～10天后无效者可考虑环孢素静滴2～4mg/(kg·d)。由于药物有免疫抑制作用、肾脏毒性作用及其他不良反应，因此，医生会严格监测患者的血药浓度。顽固性患者亦可考虑其他免疫抑制剂，如硫唑嘌呤等，如上述药物治疗疗效不佳，医生可能会考虑是否需进行结肠切除手术。此外，慎用解痉剂及止泻剂，以避免诱发中毒性巨结肠。

78. 溃疡性结肠炎初次发作的患者如何用药治疗？

初发型指无以往病史而首次发作，我国初发型患者高达34.8％，而且绝大多数为轻、中度患者，病变主要局限在直肠、乙状结肠，对这些患者通常采用中药（如鱼腥草）灌肠，或用西药（5–氨基水杨酸）栓剂，而慎用糖皮质激素类药物。经治疗达到临床完全缓解后，可停药观察，暂不维持治疗。再有复发者，需要长期用药维持治疗。

79. 慢性溃疡性结肠炎患者如何用药治疗？

（1）慢性复发型：我国溃疡性结肠炎主要以慢性反复发作型为主（占52.6％），对该型病变则强调维持治疗，特别是长期（＞1年）维持治疗的重要性，尽量采用新型5—氨基水杨酸类药物，如美沙拉嗪、奥沙拉嗪、巴柳氮钠等治疗，以提高疗效，减少不良反应，改善患者依从性，降低复发，尽量不用柳氮磺胺吡啶治疗，因为该药不良反应较多。

（2）慢性持续型：与慢性复发型相比，本型的结肠受累较广泛，结肠病变倾向于进行性，并发症也较多见。急性发作有时很严重。该型虽然只占溃疡性结肠炎的10.7%，却是治疗的难点，因为这些患者要么是对氨基水杨酸类药物或糖皮质激素类药物有依赖性，要么是对药物有抵抗性，前者无法停药，而长期用药不良反应多，后者药物没有明显疗效。该型患者如果伴血小板活化及高凝状态，须进行抗凝治疗，而不要因患者有便血症状就应用传统的促凝药物止血。伴有多药抗性表达的激素抵抗型重度溃疡性结肠炎患者则适宜尽早手术。

80. 溃疡性结肠炎如何进行中西医结合的维持治疗？

有机配伍的中西医结合治疗相对单纯西医治疗，能提高溃疡性结肠炎缓解期维持治疗的疗效，减少不良反应。铃木亮等报道，在溃疡性结肠炎缓解期症状改善方面并用柴苓汤比单用SASP效果好，而且并用柴苓汤可减少SASP的用量。陈国忠等报道柴芍六君颗粒联合微生态制剂治疗溃疡性结肠炎缓解期的有效率较SASP高，复发率、不良反应率均较SASP低。另外，其使用姜黄素维持治疗溃疡性结肠炎的随机、双盲、安慰剂对照多中心临床试验显示：姜黄素固体制剂比安慰剂联合 SASP 或美沙拉嗪能更好地降低缓解期复发率，改善致癌活性指标（CAI）和内镜指数（EI）。以上研究涉及中药复方、单味中药及中药有效成分单体的多种剂型联合不同西药用来维持治疗溃疡性结肠炎，为溃疡性结肠炎缓解期的中西医结合治疗提供了有益的探索，我们可以在以后的临床工作中进一步实践，并加以总结提高以获得系统的结合方法。

81. 溃疡性结肠炎如何进行中医维持治疗？

溃疡性结肠炎缓解期的中医病机表现为脾虚为本，余邪留恋，诸脏失调，当治以健脾益气，兼清余邪，调和诸脏。脾虚是溃疡性结肠炎复发之根本，因此健脾益气是本病维持缓解、防止复发的首要治法。然而，此期每因正邪两败而成正虚邪恋之势，若一味单补则有恐徒增邪势，在健脾益气的基础上辅以化浊解毒、活血化瘀、调肝理气、调肺化痰、消积导滞等治法，方能补而不滞、补中有消，正气得以恢复，余邪得以祛除，而能防止复发。

82. 溃疡性结肠炎如何进行自我控制？

溃疡性结肠炎具有反复发作的特点，应注重对患者的教育，以便提高治疗的依从性，积极避免诱发因素。

（1）控制饮食：饮食不正常是溃疡性结肠炎主要发病诱因，患者须忌酒类饮料及碳酸饮料，冷凉拌、寒凉属性（如梨、西瓜等）、有刺激性（如辣椒、葱、蒜等）、粗纤维（如芹菜、糠麸等）食物应避免进食，海鲜等易引起肠道过敏及牛奶等可疑不耐受的食物也不应进食。一般宜进食适量新鲜的低纤维、低脂肪、高维生素、高蛋白饮食，进食时尽可能细嚼慢咽。患者也可常吃些补中健脾利湿之品，如大枣、薏苡仁、莲子、木香粥、砂仁粥、百合粥、白及燕窝汤等，有较好的预防作用。

（2）解除不良情绪：溃疡性结肠炎反复发作，临床上可以看到久病患者常伴有不同程度的精神神经症状，如焦虑、忧郁、睡眠质量不好等，为溃疡性结肠炎潜在的复发因素。溃疡性结肠炎患者可以看电视或阅读杂志等，以分散注意力，解除思想顾虑；另外可以给予心理疏导，帮助其减轻压力；精神神经症状较重时，可以配合柴胡、合欢皮、茯神、百合或甘麦大枣汤等方药以解郁安神，或服用抗抑郁药、镇静剂之类，如黛力新、百忧解、安定、三唑氯安定等。

（3）预防肠道感染和食物中毒：肠道感染与食物中毒导致的急性胃肠炎是溃疡性结肠炎复发的重要原因。因此，患者缓解期须保持环境清洁，注意个人卫生，避免进食不洁食物，防止肠道感染及食物中毒。

（4）增强体质：避免过度劳累导致体质虚弱，而适当的运动锻炼可以强身健体，愉悦心神，增强体质，对溃疡性结肠炎的预防有很好的作用。

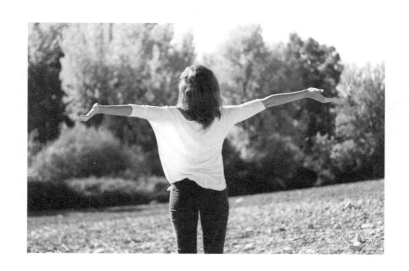

83. 什么情况下需要行灌肠治疗？

灌肠一般分为保留灌肠和不保留灌肠两种。医院中使用灌肠治疗的目的很多，如解除便秘、清洁肠道以及降温等，最为常见的是解除便秘。这一招，估计长期便秘的人，自己都已驾轻就熟。在老百姓的认知之外，灌肠疗法还用于一些疾病的治疗，例如溃疡性结肠炎的治疗，其多发于左半结肠，症状为反复发作或持续的腹痛、腹泻、黏液血便，令患者痛苦异常，严重影响正常生活。当病变位置位于直肠或乙状结肠时，药物口服配合保留灌肠的治疗方式可达到很好的效果。

84. 什么情况下溃疡性结肠炎患者适合灌肠治疗？

对于溃疡性结肠炎发病部位在远端结肠的患者，可考虑用药物灌肠，因药物能直达病变局部，并保持较高浓度，直接发挥作用，更利于改善局部血液循环，促进局部炎症的消退和病变组织的修复。保留灌肠还可使药物与病变肠黏膜面充分接触、弥散、吸收，方法安全，疗效可靠，并且易操作，易于在家庭治疗中推广使用。

85. 溃疡性结肠炎患者如何灌肠？

灌肠前，肛门周围、插入前端应充分以石蜡润滑（如果没有也可使用甘油），灌肠液用生理盐水，用量 50 ～ 150mL。灌肠药物应充分溶于生理盐水之中，并滤去无法充分溶解部分。灌肠液温度加热至 37.5℃（以体温表测量），温度不宜高，也不宜低。灌肠插入深度以 15 ～ 18cm 为宜，灌肠液进入速度不宜过快，控制在 10mL/min。灌肠体位一般为左侧卧位，并适当抬高臀部。灌肠液进入结肠后，患者一般宜躺下，并尽量保留较长时间（4 小时以上）。

86. 灌肠给药与口服药物有何不同？

有人就不禁要问，为什么不采用口服药物治疗呢，简单又方便？这并不是医生故意难为你而让你灌肠，而是各种治疗方法都有优点和缺点。口服药物首先要经过胃酸、消化液的破坏。药物吸收入血后，血液将药物有效成分运到全身，在起到治疗作用的同时，随之而来的对全身各系统的副作用（非治疗目的的作用）就会大大增多。这是很多长期疾病患者最头痛的事，常常是摁下了葫芦起了瓢。有的药物虽然不通过吸收入血起作用，但是也会存在各种各样的胃肠道不适。病没有治好，胃却先吃坏了，这种事在西药大行其道的今天，比比皆是，整天不得不吃一些难吃的药物，结果却辜负了美食，着实令人苦恼。这样看来，保留灌肠的优点就非常突出了。灌肠治疗可将药物灌入肠内，直达病变部位，使药物被迅速吸收，有效地发挥药物的治疗作用，优点非常突出。

87. 保留灌肠疗法有何优点？

（1）保留灌肠可使药物充分接触病灶，直接作用于肠壁，提高病变部位的血药浓度，使药物被迅速吸收，充分发挥药物的局部治疗作用。

（2）药物经肠道吸收后，部分可绕过肝脏进入体循环，对全身发挥治疗作用。

（3）避免消化液、消化酶等对药物的影响和破坏，减轻药物对胃肠道的刺激并避免了口服中药的苦涩感，有着传统口服给药无法比拟的优势。

88. 结肠炎患者如何选择中药灌肠？

中药保留灌肠一般将清热解毒、活血化瘀与敛疮生肌类药物配合应用。清热解毒类：青黛、黄连、黄柏、白头翁、败酱草等，常用灌肠方有锡类散、溃结清（枯矾、赤石脂、炉甘石、青黛、梅花点舌丹）。敛疮生肌类：珍珠、中黄、冰片、琥珀、儿茶等。活血化瘀类：蒲黄、丹参、三七，常有灌肠方有锡类散（牛黄、青黛、珍珠、冰片、人指甲、象牙屑、壁钱炭）、康复新液（美洲大蠊干燥虫体的乙醇提取物精制而成的一种生物制剂，有效成分为多元醇类和肽类）、青黛散（青黛、黄柏、儿茶、枯矾、珍珠）、复方黄柏涂剂（连翘、黄柏、金银花、蒲公英、蜈蚣）等。临床可将中药复方煎剂或中成药，液体约 80mL，每晚灌肠 1 次。

89. 保留灌肠最好采取什么体位？

保留灌肠时患者应左侧卧位。灌肠完毕后，患者应采取膝胸卧位半小时，再取右侧卧位，后仰卧位，臀部应垫高。在给药后一般应静卧数小时，以减轻肠黏膜受到刺激、肠蠕动增加产生的痉挛，防止药液过早排出。

90. 灌肠导管插入深度多长为宜？

灌肠导管一般插入 5～10cm 为宜。如病变部位距肛门较近范围较小，则灌肠导管插入宜 5cm 左右，相反如病变范围较广泛，则灌肠导管插入宜 10cm 左右。太浅则药液外渗，使进药量不足，又不便保留；太深则易使肠黏膜摩擦受损，加重损伤。

91. 中医保留灌肠疗效如何？

保留灌肠治疗疾病的药物很多，中医、西医各显其能，但临床研究表明，中药配方灌肠治疗位置低的溃疡性结直肠炎可达到西药灌肠液一样的效果，且副作用更少，价格更便宜。药物的选择是保留灌肠疗效的关键。中药保留灌肠常选用黄柏、贯众、紫草、生地榆、白及等药物，可以根据患者病情加减。

药物在肠道内保留的时间长短也很重要。灌肠药液的温度应与体温相仿，避免过凉导致腹泻，过热烫伤肠道黏膜。剂量一般为 50 ～ 60mL，以能长时间保留为度，不可贪多，待适应后可适当加量。一般嘱患者睡前保留灌肠，药液在肠腔保留至第二天清晨。某些患者不能坚持长时间保留，至少也要保留 4 小时。

92. 炎症性肠病可用哪些药物灌肠治疗？

目前应用较广，并证明疗效较好的有复方锡黄保留灌肠液，将中药锡类散 0.6g，加入到自制 0.2% 小檗碱液 100mL 中，每天 1 次保留灌肠，14 天为一个疗程，每次用前将药液预温达 38℃ 左右。锡类散中含有珍珠、青黛、牛黄、象牙屑与冰片等。其中青黛由大青叶制成，具有凉血解毒功效，实验研究表明，它可降低毛细血管通透性，抑制平滑肌活动，并是一种广谱抗生素；珍珠则有清热解毒、收敛生肌作用，可促进久而不愈的黏膜溃疡愈合；牛黄有镇静、收缩血管作用；冰片有消肿止痛、防腐止痒作用；小檗碱则为广谱抗生素。上述药味配伍使用，一周后渐见好转，但大部分患者须长期治疗。此外，中西药复合保留灌肠液（马齿苋 100g，鸡血藤 20g，海螵蛸 20g，白及 20g，吴茱萸 10g，三七 5g 等中药组成煎剂，100mL 内加地塞米松 2mg、甲硝唑 0.4g，每晚一次保留灌肠，14 天为一个疗程）也被报道有较好疗效。该种灌肠液经与单纯中药、单纯西药保留灌肠组相比，证明疗效最佳。

93. 中药灌肠治疗结直肠炎应注意什么？

在保留灌肠中应注意以下几点：①病变位于直肠或乙状结肠时，只需灌药液 50 ～ 100mL，如病变部位较高，则可加量，但最多不宜超过 200mL。②保留时间越长越好，最好能保留过夜。③药液温度在 37℃左右为宜。④灌肠时采取左侧卧位，垫高臀部，灌后可以交替采用胸膝卧位，左侧、右侧卧位各 10 分钟，使药液与病灶充分接触，然后再入睡。⑤灌肠治疗时间宜长，最好持续 3 ～ 6 个月，其间视病情逐渐减少次数，至便常规化验持续正常 1 个月后方可拉开灌肠间隔或停用。另外，在药物治疗、耳穴压籽和艾条悬灸的同时，应积极配合心理和饮食起居的指导，使患者树立可以治愈的信心，告诫其忌酒、忌食辛辣及生冷肥腻食物。生活规律、心情舒畅是本病痊愈的重要条件。

94. 结肠炎使用中药灌肠治疗，效果好吗？

中药灌肠治疗作为中医治疗结肠炎的重要外治方法，在治疗结肠炎上有着明显的优势和疗效，根据每类患者的不同辨证分型，采用不同的天然药物汤剂灌肠，能够更好地体现中医"因人而异""辨证论治"的特色；同时，天然药物汤剂能够更少对肠道黏膜产生刺激症状，减少肠道对药物的依赖，直接作用于病变部位，更好发挥治疗的效果。

95. 中药灌肠疗法治疗溃疡性结肠炎有哪些优势? 常用哪些药物?

中药灌肠为治疗溃疡性结肠炎的一个重要方法，不仅充分发挥了内治法的整体治疗作用，又具备了外治法的局部治疗和物理治疗作用，是一种高效安全的治疗方法。其功效主要体现在清热解毒、活血止血、收敛生肌三个方面：①清热解毒类药物，包括锡类散、苦参子、大黄、青黛、黄连、黄柏、白花蛇舌草、虎杖。②活血止血类药物，包括云南白药、三七粉、五灵脂、生蒲黄、地榆、红藤。③收敛生肌类药物，包括白及、石榴皮、肉豆蔻、枯明矾、五倍子、五味子。

96. 溃疡性结肠炎患者外科手术治疗指征有哪些?

（1）绝对指征：大出血、穿孔、明确或高度怀疑癌变者以及组织学检查发现重度异型增生。

（2）相对指征：重度溃疡性结肠炎伴中毒性巨结肠，静脉用药无效者；内科治疗症状顽固、体能下降、对糖皮质激素抵抗或依赖，替换治疗无效者；UC 合并坏疽性脓皮病、溶血性贫血等肠外并发症者。

97. 溃疡性结肠炎何时需要外科手术治疗？

当正规服用药物症状无明显改善时，患者应积极配合医生做相应检查，以明确进一步治疗措施。当自行发现大便以血为主（大出血），腹痛加剧（可疑穿孔），肠镜检查明确或高度怀疑癌肿及组织学检查发现重度异型增生或肿块性损害轻、中度异型增生时，是必须采取手术治疗的。若为重型溃疡性结肠炎伴中毒性巨结肠，静脉用药无效者，或症状顽固、体能明显下降、激素治疗耐药或依赖者，或出现坏疽性脓皮病、溶血性贫血等肠道表现以外症状的患者，也可以选择手术治疗。

98. 结肠炎如果需要手术治疗，可能采取的手术方式有哪些？

根据结肠炎不同的并发症采取不同的手术方法。

（1）急诊手术：当患者突然出现剧烈的腹痛，腹部肌肉紧张拒按，或突然大量便血，甚至出现晕厥、四肢冰冷等症状，应立即行急诊手术，以上多为结肠穿孔、中毒性巨结肠的表现。此时手术目的是控制病情恶化，挽救患者生命，主要包括：①结肠大部切除，回肠及乙状结肠造口。结肠大部切除后，中毒、出血症状即可显著缓解，穿孔可能性也不复存在。不切除直肠、不缝闭乙状结肠断端可以减轻患者的手术负担，并可防止断端缝合后因愈合不良而引起的腹腔内感染。②单纯回肠断端造口。手术虽然较为简单，但因病变结肠仍在，中毒、出血、穿孔等问题不能得到较满意的解决，因此这种手术只适用于因全身或局部原因不可能行结肠大部切除的患者。③回肠断端造口及横结肠或乙状结肠造口。此术式适用于出现急性中毒性结肠扩张而又不能耐受结肠大部切除者，结肠造口后可达到减压、防止穿孔的目的。但此类患者多是病变广、病情重、全身情况差者，因此不能期望仅一次手术就达到根治目的。

（2）择期手术：经急诊手术，待患者情况稳定好转后，根据需要再行二期手术；或慢性结肠炎暴发性发作，病情重，经内科治疗1周后效果不满意，营养情况很差，难以维持正常工作及生活；或结肠已成为纤维狭窄管状物，失去其正常功能以致持续腹泻；或已发生或可疑发生癌变等并发症；或已发生肠外并发症，特别是关节炎，不断加重时，经充分的术前准备，可行择期手术。目前最有效的手术方式是将结肠和直肠全部切除，并把末端回肠拉出体外进行造口。一部分

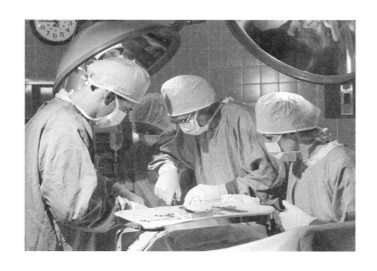

患者难以耐受这种手术，可进行分期手术，第一期先做末端回肠造口和结肠大部切除及乙状结肠造口或缝闭断端留置腹内，第二期再切除直肠及残留的乙状结肠。如果仅切除结肠而将直肠保留，尽管直肠已废用，直肠内病变可能有所减轻，但难以完全静止。脓血便及下坠不适感虽有好转，但并发癌的威胁依然存在，肠道外的并存病也不易好转。溃疡性结肠炎如果病变仅累及直肠、乙状结肠及左半结肠，而又有需要行手术治疗时，可做直肠及左半结肠切除及横结肠造口。如果直肠病变较轻，患者又不愿接受末端回肠造口，可以在切除全部结肠后做一期或分期回肠直肠吻合术，但最终仍需再次手术切除直肠。为了切除全部结肠及直肠（或直肠黏膜）

以达到根治溃疡性结肠炎的目的，同时又能避免不受欢迎的永久性回肠造口，有外科医生还设计了多种方式的回肠肛口吻合术。但目前为止，对这类手术仍有争议。

99. 结肠炎手术治疗前需要做哪些检查？

术前检查一般包括：①血常规，可以知道是否存在感染、贫血、凝血功能的障碍。②血型，术中或术前失血过多，需要输血。③尿常规，初步判断肾功能。④肝肾功，进一步了解肝脏和肾脏状态。⑤凝血功能，判断机体凝血机制是否正常，如果凝血功能不好，术后很容易发生大出血，若发现患者凝血功能不好或很差，应查明原因并采取解决措施后才能行手术治疗。⑥电解质，了解身体内环境是否平衡，有无电解质及酸碱的失衡，通常应在术前将体内环境调整平衡，否则术中容易出现失衡的相应症状。⑦血糖，血糖的正常与否直接影响术后伤口的恢复。⑧心电图，了解心脏电活动是否正常，如有异常，医生需据此评估其能否耐受手术。⑨腹部B超，了解腹部各重要脏器（肝、胆、胰、脾、双肾、前列腺、卵巢、子宫）的状态。⑩胸片，可以看到心脏、肺部的部分病变，对于评估患者目前健康状态比较重要。以上这些检查都是评估患者目前身体重要脏器状况、能否耐受手术的重要指标，是目前术前的常规检查。另外根据病情，还可能做必要的专科检查，如电子结肠镜、钡灌肠，以明确目前结肠炎病变的程度。

100. 结肠炎手术前需要做哪些准备？

急诊手术多因病情急而没有过多时间进行术前准备，一般在手术室中进行必要的有利于术后恢复的准备，如插胃管、导尿、静脉输液，必要时可能会输血，术中可能会取组织送病理活检，以明确诊断，确定下一步治疗方案。在择期手术前，患者则有充分的时间进行生理、心理的准备，如：积极乐观地配合医生进行术前的必要检查，尽可能放松心情，不惧怕手术，营造良好的情绪，在心理上做好手术的准备，可与病区内做过同类手术的患者交流，以取得可借鉴的经验。由直系亲属或亲自出面接受医生的手术前谈话和签字。提前锻炼在床上使用便器解大、小便，预防感冒。女性患者应尽可能准确告知月经期，术前饮食宜清淡、易消化，一般在手术前 1～2 天开始行流质饮食，手术前一天晚上 8 点之后，应停止饮食和饮水，直至翌日上午手术，以防止术中呕吐导致窒息。根据手术的需要进行肠道准备，如导泻或清洁灌肠。于术前 2～3 天开始服用肠道抗菌药物，以减少术后感染机会。禁食的同时会从静脉补充充分的热量、蛋白质和维生素，就是我们常说的"肠外营养"，为促进组织的修复和创面的愈合、提高防御感染的能力，"肠外营养"多在术前一周左右进行。手术日前一天会有麻醉师的查房，这次查房将决定麻醉的方式和麻醉前的用药。手术前有假牙的应取下，活动的牙齿应在术前告知医生，进行相应处理或拔除，耳环、项链等饰品均应取下。对于合并其他疾病如高血压、心脏病、肺炎、上呼吸道感染、肝硬化、急性肝炎、糖尿病、肾功能减退等，不能立即手术，需要通过相应治疗使各项指标接近正常才能手术。

101. 溃疡性结肠炎手术前医生要做哪些准备？

对溃疡性结肠炎患者，术前应进行充分准备，除一般术前准备外，有两个问题应特别注意：一是营养问题，溃疡性结肠炎患者病情反复发作，消耗增加，营养摄入不足，消化道吸收障碍，多伴有营养不良，故术前应给予充分的营养支持。一般可选择肠外营养或（和）肠内营养。近来主张行肠内营养，此法不仅可提供足够的营养物质，还有利于控制急性期症状及保护肠黏膜功能。二是抗炎药物应用，急性期患者手术时，术前应使用抗炎药物，如柳氮磺吡啶、5-氨基水杨酸及糖皮质激素等，以控制症状，从而有利于手术进行，但长期应用糖皮质激素会产生许多不良反应，对手术不利。因此，应选择合适剂量和疗程，一般选用最小剂量，时间以1～2周为宜。

102. 结肠炎手术前的肠道准备是怎样的？

结肠炎手术最重要的就是进行肠道准备，即通过服用导泻药或灌肠等方式，把积存在结肠内的粪便清除干净，主要是为了保持胃肠道空虚，减少术后腹胀，避免术后吻合口感染和减轻吻合口张力，促进胃肠道功能恢复。导泻通常使用"甘露醇""聚乙二醇"或类似的容量性泻剂，尽可能不用刺激性泻剂，如：番泻叶、大黄等，以减少对本来就因炎症而致的脆弱的肠黏膜的刺激。灌肠方式的选择则根据术式的不同而不同，每个医院所使用的灌肠液存在差异，有开塞露、肥皂水、生理盐水或配置的电解质导泻液以及各种中药灌肠制剂。其目的都是一样的，对于结肠炎行全结直肠切除者，常需要进行的是清洁灌肠，就是灌肠至排出物为清亮的灌肠液且内无粪渣为止。

103. 溃疡性结肠炎患者需要外科手术治疗的绝对指征及相对指征是什么?

（1）绝对指征：大出血、穿孔、明确的或高度怀疑癌肿以及组织学检查重度异型增生或肿块性损害中出现轻、中度异型增生。

（2）相对指征：重度溃疡性结肠炎伴中毒性巨结肠，静脉用药无效者；症状顽固，体能下降，对皮质类固醇激素耐药或依赖者；替代治疗无效者；溃疡性结肠炎合并坏疽性脓皮病、溶血性贫血等肠外并发症者。

104. 溃疡性结肠炎患者大出血该怎么办?

当大便中有大量血液时，需保留大便供化验用，并且要平卧休息，可让家人护送或者打 120 急救电话，用救护车护送至消化病专科就医。大量失血的标准为心率增快（≥ 120 次 / 分钟），伴有血压下降（＜ 90/60 mmHg）。此时，医生会补充血容量，输液、输血，维持有效循环血量。一般 24 ～ 48 小时输血 1200 ～ 1600mL，但患者仍有持续活动出血时，医生可能采用外科手术止血。

105. 溃疡性结肠炎患者发生肠穿孔怎么办?

急性发作期重度患者,有腹痛伴明显腹壁压痛、腹部肌肉紧张和反跳痛时,有时可能发生了肠穿孔。当拍摄的腹部平片显示膈下有游离气体或进行诊断性穿刺抽出脓性液体时,医生就可以明确诊断。重度患者不要进行详细的肠镜或钡灌肠检查,以免诱发穿孔。肠穿孔发生后,一般应予手术处理。

106. 结肠炎发生穿孔时应该如何治疗?

(1)原发疾病的基础治疗。

(2)明确肠穿孔诊断的同时,要明确肠穿孔的部位和病因。

(3)因穿孔易引起急性弥漫性腹膜炎、感染中毒性休克甚至死亡,所以一经诊断,积极手术治疗。

(4)手术方式要根据肠穿孔的病因及穿孔部位、穿孔时间、腹腔污染程度、患者的一般状态等进行选择。可行穿孔修补、肠部分切除或肠造口术。手术时要对整个肠段和系膜进行系统细致的探查,处理系膜损伤应十分细致,既要妥善止血,又要避免缝扎尚未受累的血管,系膜大血管损伤,动脉能修补者尽量修补，少数需吻合重建，避免广泛切除小肠造成短肠综合征。静脉的侧支循环比较丰富，结扎后发生缺血坏死的机会减少，但也应审慎施行。系膜上的裂孔应予修补，防止发生内疝。系膜缘血肿即使不大，也应打开检查以免遗漏小的穿孔。边缘整齐的裂伤，可用丝线做横向两层内翻缝合。边缘组织有血运障碍者（如高速弹片伤）应进行清创，证实创缘有良好血运后再缝合。手术中要彻底清除漏出的肠内容物，并用大量生理盐水冲洗。盆腔置入引流管，防止脓肿形成。

107. 怀疑结肠炎发生了癌变时怎么办？

重度或全结肠炎患者，尤其病程 10 年以上、行多次内镜检查及活检证实为不典型增生时，应行预防性结肠切除术治疗。这一方法似乎是根治的方法，也适用于病变较为广泛的年轻患者。因为这种患者如不进行手术治疗的话，则将进行长期内镜检查。但是，患者往往不愿意接受这种手术治疗，尤其是对结肠炎症状较轻或药物治疗不良反应较小者来说，更是这样。有学者认为，重度不典型增生者，1/3 ～ 2/3 病例已有侵袭性癌，应及时做全结肠切除；轻度不典型增生者约 10% 有癌，也可做结肠切除；可疑不典型增生者，则不到 3%

有癌，应每3～6个月复查肠镜并做多部活检；不伴有不典型增生的慢性溃疡性结肠炎者，每年也应复查肠镜1次。如临床怀疑癌症，尽管肠镜反复活检阴性，仍应立即进行结肠切除术。直肠结肠切除术，有回肠造口术和目前更为常用的回肠袋－肛门吻合术两种术式供选择。提倡自控式回肠造口术，维持自控功能最简单的手术是肛门吻合术。外科医生发明了各种凹陷贮袋手术解决了大便次数过多的问题，为患者提供了较好的生活质量。术后仍可有吻合口狭窄、吻合口窦道、盆腔败血症、小肠梗阻、贮袋炎症等并发症出现。值得强调的是，即使手术后，在做回肠造口术处或在回肠袋处也仍可发生腺癌，尽管发病的危险性较少。目前这些手术方式对患者生活质量的影响以及长期的后遗症仍需进一步预测和评价。

108. 结肠炎发生中毒性巨结肠时应该如何治疗？

（1）一般处理：立即禁食，持续胃肠减压或肛管排气。Prseton报道，变换患者体位，使结肠内的气体重新分布并集中，然后用一长管将气体吸出，能起到较好的减压作用。避免使用任何诱发或加重中毒性巨结肠的药物，如阿片类制剂、抗胆碱能药、止泻药等。

（2）静脉输液：纠正水、电解质及酸碱平衡紊乱，尤其适量补钾、补钙、补镁至为重要；抗感染；肾上腺皮质激素：肾上腺皮质激素能改善中毒症状，应早期、大量地应用；营养支持：给予白蛋白制剂纠正低蛋白血症，亦可输新鲜全血。

（3）点滴灌肠：采用点滴灌肠法治疗中毒性巨结肠取得明显效果。患者取仰卧，垫高臀部，输液管端接导尿管，插入肛门，点滴速度以患者没有便意感为宜，很好地解决患者严重的里急后重，便后即滴，连续给药。此法对控制症状远较其他方法为快。灌肠剂的配伍以5-氨基水杨酸、糖皮质激素、甲硝唑、利多卡因、消旋山莨菪碱等药物为主。症状控制后再调整处方。

（4）外科治疗：内科处理2～3天病情无改善，或发生肠穿孔、大出血、结肠进行性扩张，应立即手术治疗。掌握手术时机和及时手术，能显著地降低死亡率。

109. 溃疡性结肠炎患者如何选择手术方式？

溃疡性结肠炎的根治术主要是全结肠切除加回肠造瘘。手术可以一次或分二期完成。二期术式是先切除结肠并做回肠造瘘而保留直肠，以后分期切除直肠。选择性手术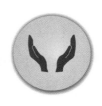

的死亡率约3%，术后绝大多数患者能维持良好的健康状态，一般不会复发。如只做次全结肠切除，则12%患者的残留肠段会继续出血。当患者病情危重，如患中毒性巨结肠时，多行分期手术；当直肠周围的炎症较重，不易分离时，也多采用这种术式。值得注意的是，手术的选择还需根据患者的条件、病变的性质和范围来做决定，不应强求对不同的患者、不同的情况做同样的手术。采用全结肠切除和回肠肛门吻合术治疗本病，避免了回肠造瘘的缺点。这一手术的特点是把直肠黏膜及黏膜下层剥离，保留其肌层和肠管，同时将回肠末端做成囊袋状并在肛管的齿状线处与肌层缝合，这样患者既可得到全结肠切除的效果，又可以经肛门排便。

尽管手术后一段时期内患者可有排便失禁，但随着时间的推移会逐渐好转。小于50岁的患者，手术效果比年龄大者好。对于急症手术后遗留下的问题，可待全身情况改善后再做进一步处理。

110. 如何选择溃疡性结肠炎的手术方式？

溃疡性结肠炎患者的主要手术方式为全结直肠切除、回肠贮袋肛管吻合术（IPAA）（指在切除全部结直肠后，用末端回肠构建贮袋与肛管吻合）。目前回肠贮袋肛管吻合术是首选手术方式。回肠贮袋形状设计包括 J 型、S 型、H 型和 W 型贮袋，目前较为普遍采用的是 J 型贮袋，因其操作较为方便且可达到预期的功能要求。目前临床多使用双吻合器技术进行 IPAA 手术，需要强调的是，残余直肠建议不超过 2cm，以降低术后封套炎或残余直肠癌变风险。对有明显贮袋失败风险或不愿接受 IPAA 手术的溃疡性结肠炎患者，全结直肠切除合并回肠造口术这一传统的术式仍是首选，且安全有效。

111. 腹腔镜回肠贮袋肛管吻合术有何优点?

腹腔镜 IPAA 手术相对于开腹 IPAA 手术更具有吸引力，已在越来越多的炎症性肠病中心开展。多项随机对照试验（RCT）结果显示，腹腔镜 IPAA 手术具有美容效果好、出血少、术后住院时间短等优点，并能降低术后肠粘连等并发症的发生，提高年轻女性患者术后自然怀孕的成功率。共识推荐在技术条件成熟的中心选择腹腔镜全结直肠切除和 IPAA 手术。

急性重症 UC 患者首选的急诊手术方式是结肠次全切除加回肠末端造瘘术，待患者一般状况改善后行二期 IPAA 手术。来自腹腔镜 UC 手术例数和经验较多的诊疗中心数据显示，腹腔镜下完成急诊手术与开腹手术同样安全，且具有缩短术后住院时间、出血少、降低术后切口感染、腹腔脓肿等感染并发症的发生率等优势，但手术时间较长。

112. 结肠炎术后还会复发吗？

目前溃疡性结肠炎的主要手术方式是结肠、直肠切除及回肠造瘘术，手术中如能切除全部病变肠段，术后一般不会复发。克罗恩病手术切除的适应证基本同溃疡性结肠炎相似，但手术后的复发率较高，一般在 1～2 年出现，5 年内复发率达 50%。尤其年轻患者及病变分布广泛、病情进展迅速的患者，做手术更要慎重，因为这些患者术后更容易复发。如多次切除肠段，使小肠愈来愈短，以至难以维持全身的营养，医学上称"短肠综合征"，手术后也可发生其他并发症。所以对克罗恩病进行外科手术，目前多持慎重态度，仅限于有严重并发症的患者。多数患者采用内科保守治疗，效果尚好。

113. 溃疡性结肠炎患者在哪些情况下看急诊时就需要手术？

急诊手术主要适应于以下情况：①重度暴发型患者，特别是伴有高热、出汗、心动过速、血压下降等全身症状，有生命危险时；②急性肠穿孔时；③反复大量出血，治疗无效时；④患有中毒性巨结肠时。

114. 溃疡性结肠炎急诊手术有哪些方法？

急诊手术的目的是控制病情恶化，挽救生命。此类患者病情重、全身情况差，故手术应力求简单有效。可选用的方法：①结肠大部分切除，回肠及乙状结肠造口；②回肠断端造口及横结肠或乙状结肠造口，适用于中毒性巨结肠不能耐受结肠大部分切除者；③回肠断端造口，适用于因全身或局部原因不能行以上两种手术者。经急诊手术者，待病情稳定、一般情况改善后，应行择期根治性手术。

115. 溃疡性结肠炎哪些情况可以做择期手术？

择期手术适用于以下情况：①病情持续活动，严重影响生活质量，经传统、积极的治疗不缓解者。②经糖皮质激素治疗，病情未控制，并对糖皮质激素的不良反应较大，不能耐受者；病情虽能控制，但需要大剂量糖皮质激素维持，不良反应的危险性较大者。③青少年患者，病情活动，经积极治疗控制不满意，影响生长发育者。④本病后期出现并发症，如结肠癌。⑤结肠外并发症。⑥结肠活检见有高度发育异常者；平坦黏膜见有低度发育异常者；肿块性病变见有低度发育异常或肠镜不能通过的狭窄者。

116. 溃疡性结肠炎的手术并发症有哪些?

溃疡性结肠炎患者择期手术死亡率为 1%，但手术并发症可达 30%～57.7%。常见并发症有盆腔感染和吻合口瘘、吻合口狭窄、贮袋炎、肛瘘、回肠阴道瘘、性功能障碍、肾结石等。

117. 溃疡性结肠炎术后医生还要做哪些处理?

①继续进行营养支持，采用深静脉置管行肠外营养，如术中已行空肠造口，则进行早期肠内营养。②对有回肠造口者，采取开放造口，配用合适的造口袋。造口袋应为透明，易于观察造口黏膜的血运及排泄肠液的颜色，记录排泄液的量，同时要加强造口周围皮肤的护理工作。③为减少消化液的分泌，减轻腹泻，采用生长抑素类药物，如善宁、思他宁等，可明显减少吻合口瘘的发生率。④盆腔或骶前放置的引流管于 7～9 天后拔除。⑤定期扩肛，每日 2 次，持续 3 个月，以防止吻合口狭窄。⑥对于没有切除全部病变肠管者，术后

应继续应用柳氮磺吡啶或 5- 氨基水杨酸类抗炎药物，但全结肠直肠切除、回肠贮袋肛管吻合术后一般无需应用。

118. 如何选择克罗恩病的手术方式？

手术方式可为全直肠结肠切除及病变肠段的末端回肠切除及回肠肛门吻合术。任何曾做肠切除及肠吻合的患者，10 年复发率超过 75%。有许多患者虽未做回肠造口术，但仍可若干年无临床症状，因此回肠、直肠或乙状结肠吻合术是可选择的手术方式。对结肠（包括直肠）有广泛病变者，则可做全直结肠切除及回肠造口术。回肠造口术后的急性复发率尚不明，5 年内可能少于 15%。因此，克罗恩病结肠炎者同溃疡性结肠炎患者相反，经全结直肠切除术后，并不能得到彻底治疗。

119. 溃疡性结肠炎患者的主要死亡原因是什么？

溃疡性结肠炎患者的主要死因为急性暴发型和出现某些严重并发症，如并发结肠穿孔、中毒性巨结肠症、大出血和癌变，而未得到及时救治。随着医疗卫生条件的改善，诊疗技术的提高，溃疡性结肠炎大多数能够早期诊断并得到及时有效的治疗与积极合理的预防，从而可减少并发症，降低病死率。

120. 炎症性肠病患者使用营养疗法有什么意义？

大量资料表明，营养疗法不仅可以迅速控制腹痛、腹泻等症状，降低并发症及死亡率，还能逆转性成熟障碍等严重后遗症。营养支持的另一重要意义是使肠道获得休息，以促进发炎肠段的修复。同时，由于胰液和胆汁分泌减少，也有助于小肠瘘管的愈合。营养支持还能提高炎症性肠病患者的免疫功能，有利于阻断疾病的恶性循环和预防疾病复发。另外，由于所有治疗炎症性肠病药物几乎均有不良反应，营养疗法的推出有望成为炎症性肠病患者缓解期的唯一选择，以代替维持缓解剂量的药物，使得营养支持上升为营养治疗，有助于患者提高诱导缓解率，延长维持缓解，提高患者生活质量。

121. 炎症性肠病患者使用营养疗法的途径有哪些？

其途径可经口摄入，经胃或空肠造口注入，或胃肠外营养（外周或中心静脉输入）。如果炎症性肠病患者胃肠道吸收和利用营养素功能正常，通过口服途径摄入高营养素而不会出现或加重腹部痉挛性疼痛或腹泻等临床症状，则应提倡经口摄入食物。

对于胃肠道功能有轻度受损或严重障碍的炎症性肠病患者，进食后若出现严重腹痛、呕吐及腹泻加重时，就应通过肠道管饲分别给予配方膳或要素膳。当持续灌注时，由于单位时间内仅灌注很小容量的食物，所以不会引起胃肠道过度扩张，极少出现呕吐、腹痛及腹泻。如间断灌注在夜间进行时，患者自己白天拔除饲管，一般不影响正常工作，一根直径很小的硅橡胶管置入到胃或十二指肠中，通常患者能良好接受。若因机械性问题，患者不能耐受管饲膳食，而肠道功能正常时，应考虑进行胃或肠造口术。

122. 育龄期的炎症性肠病患者何时适合生育呢？

首先我们可以肯定的是炎症性肠病患者是可以生育的，但是有一个条件，就是我们一定要在疾病控制比较稳定的情况下进行怀孕。比如说我们的溃疡性结肠炎患者，如果是在一个重度的活动期，大便次数很多、黏液血便很多，这个时候是不适合去怀孕的。但是我们把疾病逐渐控制到一个缓解期，黏膜基本愈合，疾病处于一个比较稳定的状态，这个时候是可以去怀孕、生育的。对于我们的 CD 患者也是类似，如果存在很严重的瘘或者梗阻的状况下，则并不太适合怀孕。疾病控制的比较好，在一个相对平稳和缓解的状态下，则有很好的条件可以进行怀孕。

123. 怀孕的炎症性肠病患者应用哪些药安全？

因为我们总是说"是药三分毒"，这些药物对怀孕，包括母体、胎儿有怎么样的影响，目前的话，我们没有足够研究证据，但是从回顾性研究来看，我们在炎症性肠病中使用的多数药物都是安全的。

第一类，5- 氨基水杨酸。国内所用的各种 5- 氨基水杨酸的颗粒也好，片剂也好，目前认为是安全可用的。

第二类，糖皮质激素。我们认为在怀孕过程中应用糖皮质激素也是安全的。

第三类，免疫抑制剂。我们常用的免疫抑制剂也很多，这里面就需要注意了。比如说硫唑嘌呤，我们认为是安全的，在怀孕期间是可以用的。但是有两种免疫抑制剂需要非常重视，一个是甲氨蝶呤（MTX），该药会引发胎儿畸形，所以一定要至少停药半年以上甚至更长的时间，才能考虑怀孕。第二个就是现在用的越来越多的一种免疫抑制剂——沙利度胺（我们常说"穷人的类克"）。该药的副作用我们也很清楚，会引起海豹胎儿畸形。虽然现在老药新用有很多新的适应证，但如果考虑怀孕的情况下，沙利度胺要慎重使用。

第四类，英夫利西单抗或者新的生物制剂，目前临床主要使用的就是英夫利西单抗（类克），基本上认为对于女性患者怀孕是安全的。但是因为英夫利西单抗在妊娠后期，可能通过胎盘屏障使胎儿的血药浓度明显增。一般我们建议，如果疾病控制稳定，该药用到怀孕的 22 ～ 24 周可以考虑停止使用。

124. 怀孕期间疾病复发，再次使用药物对孕妇或者胎儿会有影响吗?

需要权衡利弊，如果疾病出现了复发，可能一些该用的药还是要用。因为疾病控制稳定，才能更好地保证包括母体和胎儿的安全，既能顺利生产，又尽量不增加胎儿畸形的风险。目前认为包括英夫利西单抗（类克）的使用，药物在孕后期可能会通过胎盘屏障进入胎儿的体内，但是也有一些数据研究表明，即使胎儿顺利生产以后一年以上，也没有增加其致畸的风险。只是在胎儿接种活疫苗方面，我们需要关注一下。

125. 炎症性肠病的患者适合剖腹产还是顺产?

对于疾病的不同情况，比如直肠、结肠溃疡症状很重，可能会加重一些情况，考虑推荐剖腹产。但也不是绝对的，这一部分还是要根据患者的个体情况、疾病的情况和原发疾病的情况，由消化科医生和妇产科医生共同决定。

126. 溃疡性结肠炎手术会降低妇女生育力吗?

国外有研究发现溃疡性结肠炎患者诊断前及术前的生育力与正常妇女相似，但术后生育力明显降低。既往认为结肠切除术后妇女受孕概率会减低，但并无确实证据。Olsen 博士等认为，需要手术本身即反映了疾病的严重程度，可能是病情较重导致生育力减低，而非手术所致。但其他严重疾病如阑尾炎穿孔并不影响生育力，可见手术对生育力有一定影响。所以目前强调育龄妇女决定手术前应充分考虑生育力问题，如术后未怀孕，应及早向妇产科医生咨询是否需行体外受精（IVF）。

127. 如何从根本上治疗结肠炎?

慢性结肠炎属自身免疫性疾病,可能与某些病原体感染、遗传基因及精神因素有关,大多病程长,病情缠绵难愈,尤其是溃疡性结肠炎,大便带黏液和脓血,患者十分痛苦,这些症状不是通过调理脾胃、健脾益肠就能解决的,而应寒热通补、健脾和中、调理阴阳,从根本上治疗肠炎。

结肠炎的治疗用药,关键是在组方,大便次数多不一定就用补药,要辨证和辨病相结合,健脾和中和通补通用相结合,既要扶正,又要祛邪,扶正就是治本,祛邪就是要消除炎症,这样效果才能更好。

128. 有哪些中医传统名方可以治疗溃疡性结肠炎?

许多传统名方用于治疗溃疡性结肠炎,临床上用于治疗和研究的较多,主要体现如下:①清热燥湿:芍药汤、白头翁汤、香连丸、葛根芩连汤。②温散寒湿:胃苓汤、当归四逆汤、香砂六君子汤、不换金正气散。③温中清肠:连理汤、乌梅丸、薏苡附子败酱散、半夏泻心汤。④调和肝脾:痛泻要方、小柴胡汤合四君子汤。⑤补脾益肾:十全大补汤、参苓白术散、真人养脏汤、温脾汤、黄土汤、四神丸、附子理中丸、驻车丸、四君子汤。⑥活血化瘀：桃红四物汤、血府逐瘀汤、少腹逐瘀汤。

129. 中医针灸相关疗法治疗溃疡性结肠炎有效吗？具体方法是什么？

中医针灸疗法可明显减轻溃疡性结肠炎患者腹痛、腹泻及黏液血便，有效改善生活质量，减轻痛苦，并且本方法简便易行，价格适中，为一种有效的治疗方法。

方法举例如下。

（1）针灸疗法：以中脘、天枢、足三里、上巨虚为主穴，针刺手法用平补平泻法，随证加减。湿热内蕴型，主穴加曲池、合谷，手法以泻为主。肝脾不和型，主穴加肝俞、太冲，

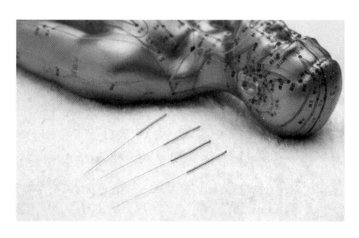

以泻法为主，脾俞、胃俞以补法为主，并可于背部肝俞、脾俞、胃俞处施以走罐。脾胃虚弱型，主穴加脾俞、胃俞、大肠俞、阴陵泉，以补为主，并可用隔姜灸。脾肾两虚型主穴加脾俞、胃俞、大肠俞、命门、关元，以补法为主可加灸法。

（2）隔药灸疗法：令患者取仰卧位，暴露腹部，在神阙穴上严格消毒后，填入药物（白术、木香、延胡索、冰片各等份研末），脐周围以事先和好的长条状面团环绕1周。在药末上放置圆锥形艾炷，点燃，连续3～5壮，以患者感到有热气向脐内渗透，并扩散至下腹部为宜。

（3）穴位埋线疗法：主穴为大肠俞、天枢、上巨虚。配穴随证加减，肝气乘脾型加肝俞；脾胃虚弱型加脾俞；肾阳虚衰型加肾俞、关元。每个穴位进针1.0～1.2寸，行提插捻转得气后，边推针芯边退针管，使羊肠线埋入穴位皮肤下，线头不得外露，消毒针孔，外敷无菌敷料，胶布固定24小时。

（4）针灸相关综合疗法：运用水罐加针刺治疗本病，拔罐取穴为脾俞、三焦俞、关元俞、大肠俞，每次选4个穴位，交替进行。将水罐扣于相应穴位后，用注射器注入20～40 mL药液，盖紧排气孔后，抽取负压，用止血钳夹紧橡皮管置留30分钟。去除水罐后针刺足三里、三阴交、水道、内庭，以捻转补法为主，得气后留针30分钟。

130. 中医治疗克罗恩病的治法有哪些?

克罗恩病属中医学"腹痛""泄泻""积聚""便血"等疾病范畴。本病病程迁延、反复发作、预后较差,病变常呈跳跃式,并发症较多,而临床运用辨证论治,同时配合针灸、药物外治、中药保留灌肠等措施,发挥中医药治疗的优势。

中医治疗早期,病邪初起,正气尚强,则以祛邪为主;湿热互结者,予以清热化湿;气机郁滞者,予以理气解郁。后期正气已虚,应以扶助正气为主;脾胃虚弱者,予以补益脾胃;肾虚者,予以补肾固元;正虚瘀结者,应予补正化瘀。治疗过程中始终注意顾护正气,以防伤正。

131. 治疗克罗恩病可用哪些药物?

克罗恩病确诊后,用药维持时间多需 2 年以上甚至终生,其主要药物与溃疡性结肠炎基本相同:①氨基水杨酸制剂,为结肠型、回结肠型克罗恩病的第一线药物,对控制轻、中型患者的活动性有一定疗效,但仅适用于病变局限于结肠者。②糖皮质激素,系小肠型克罗恩病的第一线药物,是目前控制病情活动性的最有效药物,适用于活动期患者,一般主张使用时初量足、疗程长。③免疫抑制剂，适用于激素治疗效果不佳或对激素依赖的慢性活动性患者。④有瘘管与化脓性并发症时，应及时使用甲硝唑、环丙沙星和克拉霉素等抗生素。⑤新的生物制品，如抗肿瘤坏死因子－α单克隆抗体，主要用于顽固性克罗恩病、瘘管形成及免疫抑制剂治疗无效者。

132. 中医如何辨证治疗克罗恩病？

根据克罗恩病中医的不同分型，选方用药也不同。

（1）寒邪内阻型。治则：温中散寒。方药：正气天香散加减。组成：香附 15g，乌药 10g，紫苏 10g，干姜 5g，陈皮 15g，吴茱萸 10g，延胡索 15g。用法：水煎服。中成药：八宝瑞生丹、温中顺气丸、藿香正气丸、附子理中丸、老蔻丸。

（2）湿热壅滞型。治则：泄热通腑。方药：大承气汤加减。组成：芒硝 10g，枳实 15g，大黄 10g，厚朴 15g，白术 15g，牛膝 15g，砂仁 10g，甘草 10g。用法：水煎服。中成药：槟榔四消丸，木香顺气丸。

（3）中虚脏寒型。治则：温中补虚，和里缓急。方药：小建中汤加减。组成：白芍 25g，桂枝 15g，生姜 5g，甘草 10g，大枣 7 枚，茯苓 15g，延胡索 10g。用法：水煎服。

（4）饮食积滞型。治则：消食导滞，行气止痛。方药：枳实导滞丸加减。组成：枳实 10g，大黄 10g，白术 15g，黄连 10g，茯苓 10g，泽泻 10g，黄芩 10g，神曲 15g，木香 10g，延胡索 10g。用法：水煎服。中成药：保和丸、槟榔四消丸。

（5）气滞血瘀型。治则：疏肝调气，活血化瘀。方药：柴胡舒肝散加减。组成：陈皮 10g，柴胡 10g，川芎 10g，枳壳 15g，白芍 20g，香附 15g，炙甘草 10 g，延胡索 15 g，没药 10g，蒲黄 10g，五灵脂 10g。用法：水煎服。中成药：柴胡舒肝丸、香附丸、木香顺气丸。

133. 克罗恩病用什么西药治疗？

对于病轻患者及老年患者可以用磺胺类药物，据称有一定作用。有人长时间应用高热量（1kcal/mL）元素性液体食物取得很好的效果。有的应用氨苄青霉素、氯林可霉素、红霉素等抗生类药物，收到显著疗效。皮质类固醇、硫唑嘌呤等免疫抑制药物有一定价值，但这一类药物治疗易于复发。

134. 什么情况下的克罗恩病需要手术治疗?

手术指征（标准）：药物治疗反应欠佳，体重减少达10％以上，经过治疗腹部绞痛和腹泻不见好转，出现肠瘘，脓肿包括经 X 线证实的回盲部瘘及根据病史或体征判断有脓肿并经 X 线证实者，中毒性巨结肠（指横结肠横径扩大 7cm以上，经 X 线平片证实并伴有急剧恶化的症状者），肠梗阻，急慢性穿孔，以及其他腹腔感染者。

135. 克罗恩病肛瘘需要治疗吗?

克罗恩病肛瘘需要多个学科综合治疗，其治疗目标是缓解症状，瘘管愈合，改善患者生活质量以及降低直肠切除率。无症状、不影响肛管直肠功能的克罗恩病肛瘘无须治疗；有症状的常需要药物和手术治疗。如合并肠道炎症反应（尤其是直肠），应同时治疗肠道病变。

136. 克罗恩病肛瘘可以用药物治疗吗?

环丙沙星和甲硝唑类药物是治疗克罗恩病肛瘘的常用抗

生素，可缓解克罗恩病肛瘘患者症状，是治疗克罗恩病肛瘘的最主要的抗生素，有助于改善克罗恩病肛瘘的症状，不过单独使用很少能促瘘管愈合。进一步可使用生物制剂，有比较好的疗效。但使用生物制剂治疗的内外科医师需要经过专科培训以明确其使用方法、适应证和禁忌证等。

137. 克罗恩病手术治疗后会复发吗？

克罗恩病经切除病变肠段后，症状可以完全消除，但术后复发率可高达 30% 以上，亦有报告指出平均复发率为 60%。对于复发者，除有并发症需手术治疗外，仍可经非手术治疗控制病变的发展或治愈。

138. 结肠炎术后可能会有哪些并发症？

最可能发生的并发症是感染及吻合口瘘。如果患者抵抗力差，或患者长期应用抗生素而产生了耐药，或抗生素使用不到位，都有可能发生手术切口的感染。若发生感染，患者可能会出现发热，一般会达到 38℃ 以上，且高热持续不退，或已退又升高。此时就应怀疑感染的可能，但也不必担心，只要及时调整抗感染治疗的方案，就会控制住病情。这同时也告诉患者，平时不能把抗生素当保健药一样乱吃，应该在医生的指导下正规服用，否则会出现耐药，当需要真正使用抗生素抗感染时，就达不到本该达到的效果，也大大增加了治疗的难度。另外对于吻合口瘘的发生，通常不必过于担心。一般情况下，通过持续骶前灌洗、通畅引流以及有效的贮袋引流减压等积极的保守治疗，是可以使吻合口瘘闭合的，只有当保守治疗无效时，或吻合口瘘引起腹膜炎的严重并发症时才行手术治疗。

139. 结肠炎术后应注意什么？

·一般手术后6小时内需要平卧，不能枕枕头，头需偏向一侧，若有痰要尽量咳出；6小时后才可以睡枕头。这是为了防止麻醉后产生头痛的一种有效措施。同时还要吸氧1～2天及床旁心电监护。这是密切监测患者心脏、血压、肺部功能的简单方法，一但患者出现危机情况，就可随时提示陪伴者及医护人员。术后翻身时还应注意患者身上的各种管道，避免脱出，若脱出，应及时向医护人员报告。术后多进行床上活动，肛门排气后才能拔除胃管，术后2～3天拔除尿管。肛门排气后经医生允许可先从喝清水开始，再慢慢过渡到吃稀饭、喝汤，直至正常饮食。若病情允许，经医生同意，鼓励患者早期下床活动，有利于恢复。

140. 为什么腹泻服用了抗生素后仍会加重？

这种情况有可能就是抗生素相关性肠炎，尤其在夏季常见。有患者曾因尿路感染用了一段时间抗生素后开始拉肚子，后来到药店买了两盒氟哌酸服用，几天后症状未见好转，又找出家里的黄连素用了一多星期，谁知腹泻一天比一天严重，每天 10 次左右，呈水样，患者连腰也直不起来。这种情况就是由于长期使用或滥用抗生素引起的肠炎。现实生活中不少人提起细菌就皱眉头，其实这一个认识上的误区。细菌是人类的终身伙伴，仅消化道的细菌种类就达四五百种，数量以万亿计，其中包括很大一部分对人体有益的菌种如乳酸菌、双歧杆菌等。正常情况下，这些有益菌种能够抑制抵抗多种致病菌的生长繁殖，消除肠道内的有害细菌与"毒素"，起到"净化环境"、维护人体健康的作用。但在一些特定的情况下，原来不致病的细菌也会使人患病，如长期使用抗生素时，抗生素在杀死某些致病菌的同时，也会抑制或杀死正常菌群，使其失去对致病菌的抑制作用，造成致病菌（如对抗生素不敏感的葡萄球菌、白色念珠菌等）大量繁殖，导致肠道菌群失调症的发生。

该病多见于年老体弱者、婴幼儿，临床表现为腹泻，大便多呈淡黄或黄绿色水样便，严重时患者可出现脱水、酸中毒及电解质紊乱。所以出现腹泻症状，一定要先到医院检查便、血常规，必要时可做粪便致病菌培养及肠道细菌谱分析，千万不要自己乱用抗生素。治疗该病主要停用一切抗生素，采用肠道菌群调节药物。

141. 炎症性肠病能根治吗？

由于溃疡性结肠炎的确切病因至今未明，各种治疗方法虽可缓解症状，改善全身状况和减轻结肠炎性病变，使患者临床治愈或好转，但很少能完全治愈。它既是常见病、多发病，又是医学界公认的难治性疾病，但并不是不治之症。我们深信只要能借助现代医学先进的检查技术及时诊断，采用中西医结合的治疗方法，是可以提高临床治愈率的。

现代医学研究表明，克罗恩病一般多呈缓解与恶化并存的类型，虽然疾病缓解期长者可达数年，但一般不可能达数十年。本病令人沮丧的特点是复发，即使已行充分的内科或外科治疗也不可避免。但手术如有数年得到症状缓解，将对许多患者有重要意义。中医药能否治愈本病还须进一步探讨与研究。但其前景是非常乐观的。作为患者，必须树立战胜疾病的信心和决心，避免焦虑、惊恐而使疾病恶性循环，妨碍治疗。应注重自我调理，在医生的正确指导和自己的密切配合下用药调治，病情是能够得以控制和长期缓解的。

142. 患溃疡性结肠炎后必须经常就诊吗?

溃疡性结肠炎的治疗是需要长期与医生配合治疗的，但随着生活节奏的加快，很多上班族苦于没有时间看病。现在已有研究报道，如何减少溃疡性结肠炎患者的就诊次数。方法就是需要患者学会对溃疡性结肠炎的复发进行自我管理。患者需要在确诊患病后，详细咨询医生，或通过各种渠道了解如何自行诊断及治疗处理自身疾病，知道什么情况下该就诊，什么情况下可以通过自行服药或饮食调整使症状缓解，或预防复发。

143. 氧自由基在溃疡性结肠炎发作中起到什么作用?

在溃疡性结肠炎病变过程中有肠腔内压增高、交感神经活动增强、内源性缩血管物质活性递质等影响，使肠血流量降低，或暂时性缺血后出现再灌流现象，能引起供氧还原不完全，特别是在肠内黄嘌呤氧化酶等作用下，导致大量氧自由基形成，损伤肠黏膜。此时细胞膜磷脂释放出花生四烯酸产物，特别是白三烯 B4 趋化中性粒细胞，因其中有丰富的 NADPH（烟酰胺腺嘌呤二核苷酸磷酸）氧化酶，进一步形成氧自由基，加重肠黏膜损伤。

144. 为什么说溃疡性结肠炎患者很少出现肛瘘和肠穿孔？

由于溃疡性结肠炎病变一般限于黏膜及黏膜下层，很少深达肌层，所以并发结肠穿孔、瘘管形成或黏膜周围脓肿者少见。少数暴发型或重症患者的病变涉及全结肠，可发生中毒性结肠扩张，肠壁重度充血，肠腔膨大，肠壁变薄，溃疡伤及肌层或浆膜层，可并发急性穿孔。

145. 溃疡性结肠炎患者为什么会出现结肠狭窄？

溃疡性结肠炎在反复发作的慢性过程中，大量新生肉芽组织增生，常出现炎性息肉。黏膜因不断破坏和修复，其正常结构丧失，纤维组织增加，有腺体的变性、排列紊乱、数目减少等萎缩性改变。由于溃疡愈合而瘢痕形成，黏膜肌层与肌层肥厚，使结肠变形缩短、结肠袋消失，甚至有时肠腔变窄。

146. 中医治疗溃疡性结肠炎的观点是什么？

中医认为溃疡性结肠炎的主要病机为脾胃虚损，胃肠功能失调。基本治疗原则是健脾益气，调和胃肠功能。病证急性发作，见有湿热蕴结大肠的症状时，采用清热利湿剂，先治其标。久病者脾肾两虚，则脾肾同治，健脾温肾，辅以拔气升陷固涩之法。有血瘀证候者，则活血通络。若久治不愈，便血如注，或见气脱血脱之候，必须中西医结合治疗。

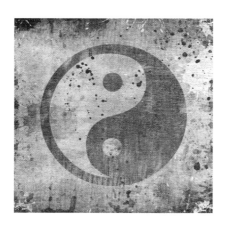

147. 中医治疗溃疡性结肠炎有哪些方法？

①清热利湿法。②调气行血法。③解毒清肠法。④收敛

止血法。⑤健脾益气法。⑥疏利肝气法。⑦升阳举陷法。

148. 中西医结合如何治疗溃疡性结肠炎？

利用中西药之长，将中西药结合运用，综合治疗溃疡性结肠炎，已经取得满意的疗效。中医主要采用中药辨证用药，包括灌肠及口服，西医采用抗炎药、糖皮质激素、免疫抑制剂，包括口服、静滴、肌注、灌肠等方式用药。根据临床情况，进行联合用药，主要的联用方法：①内服中药加西药灌肠，内服白头翁汤加减（白头翁10g，黄连10g，黄芩10g，秦皮15g，白芍10g，甘草10g），氨基水杨酸类药物1～2g或氢化可的松100mL灌肠；②内服西药加中药灌肠，口服氨基水杨酸类药物、糖皮质激素、免疫抑制剂，同时用鱼腥草或锡类散灌肠；氢化可的松静滴后改为口服泼尼松，同时用健脾利湿、愈疡生肌的中药保留灌肠；③中西药同时内服；④中西药合剂灌肠。但目前大部分中药治疗还不规范，确切疗效尚待验证。

149. 治疗溃疡性结肠炎的药物能引起诱发性疾病吗？

药源性疾病又称药物的诱发性疾病，是由某种药物或数种药物之间互相作用而引起的与治疗作用无关的药物不良反应。这种不良反应所发生的持续时间较长，反应程度较严重，可造成某种疾病状态或器官局部组织发生功能性、器质性损害，如治疗溃疡性结肠炎的柳氮磺吡啶引起的固定性药疹等。药源性疾病比药物不良反应要严重些，如果发现得早，及时治疗，绝大多数可以减轻症状或者痊愈。但若不能及时发现，耽误了治疗和抢救，则可能引起不可逆转的损害，甚至终身致残，直至死亡。

150. 溃疡性结肠炎症状缓解的患者应该什么时候复查？

经正规治疗症状缓解的溃疡性结肠炎患者，应坚持进行维持治疗，维持治疗的剂量及疗程，应严格遵照医嘱进行。在治疗的中间出现腹痛、便血症状反复或加重，或大便次数明显改变时，可考虑复查。

151. 经手术治疗后的溃疡性结肠炎患者还需要维持治疗吗？

国外有病例报道，重度溃疡性结肠炎患者经糖皮质激素和环孢素治疗无效后多行全结肠切除术，术后继续给一短期疗程维持治疗。目前国内一些外科同仁对重症溃疡性结肠炎的手术较为保守，只做左半或右半结肠切除，对这些患者必须给予维持治疗，如果复发，根据病情轻重按活动期治疗方法治疗，无效者需再次手术。

152. 溃疡性结肠炎发现息肉后要切除吗？会癌变吗？如何观察？

（1）炎性息肉一般不须切除，除非肉眼观察不能与真的腺瘤相区别时。腺瘤性息肉一旦确诊，即应在进行结肠镜检查时摘除。

（2）对于患结肠炎的患者来说，腺瘤同结肠癌的关系尤为密切，医生会注意结肠有无其他腺瘤或癌的存在。癌变的发生与病程长短和病变范围有关，得病时间越长，病变范围越广，癌变率越高。轻度溃疡性结肠炎和病变局限于直肠的患者癌变率很低。但无论何种情况，溃疡性结肠炎患者均应定期做肠镜检查，并尽量长期科学用药，减少复发，从而降低癌变机会。

（3）病程 8～10 年以上的广泛性结肠炎及全结肠炎患者、病程 30～40 年以上的左半结肠炎、直乙结肠炎患者，应行结肠镜检查，至少两年 1 次。组织学检查如发现有异型增生者，更应密切注意，如为重度异型增生，一经确认即应行手术治疗。

153. 理疗对溃疡性结肠炎有用吗？

理疗可以直接作用于腹腔脏器，也可通过皮肤内脏反射作用于胃肠道，从而起到解痉、镇痛、消炎、改善局部血液循环的作用。一般认为，理疗可作为溃疡性结肠炎的辅助治疗手段，如对肠蠕动亢进，出现腹痛、腹泻者，可选用透热治疗、超高频电场治疗，可采用温热水坐浴、腹部热敷、太阳灯或红外线灯腹部照射等，其他还有水针、电针、火罐治疗及磁疗、按摩等。

154. 心理治疗对溃疡性结肠炎患者有用吗？

溃疡性结肠炎患者一般性格较内向，环境依赖心理强，与人交往中较谨慎，常有压抑、多虑、不安等不良心理。医务人员及患者家属要关心体贴患者，耐心开导，为患者创造一个良好的生活及治疗空间，使患者保持稳定的情绪，增强与疾病做斗争的信心及意志，可采用练气功、听音乐等以及与病程阶段、体能状态相适应的体育锻炼，使身心得以放松，消除紧张及疑虑情绪，避免各种不良因素的刺激。这对患者做到积极配合治疗、提高治疗效果及减少复发是有益的。因此，积极的心理治疗，并配合药物治疗，可避免和防治精神心理因素而致的病情复发和迁延不愈。

155. 溃疡性结肠炎患者如何应用食物疗法?

总的原则是高热量、高蛋白、高维生素、清淡、易消化、少渣、少刺激性膳食。

（1）高热量、高蛋白质是为了补偿长期腹泻而导致的营养消耗，可根据患者消化吸收耐受情况，循序渐进地提高供给量。一般热量按每日每千克体重 40 千卡提供。氨基酸每日每千克体重 1.5g，其中以优质蛋白占 50% 为好。

（2）维生素、无机盐要充足，以补偿腹泻引起的营养丢失。

（3）限制脂肪和膳食纤维的摄入：腹泻常伴有脂肪吸收不良，严重者伴有脂肪泻，因此要限制膳食中的脂肪量，应采用脂肪含量低的食物和少油的烹调方法。对伴有脂肪泻者，可食用中链脂肪酸油脂。避免食用含刺激性和纤维素高的食物，如辛辣食物、白薯、萝卜、芹菜、水果以及葱、姜、蒜和粗杂粮、干豆类等。

（4）定时定量，每餐以正常食量的 2/3 为宜，为减轻肠道负担，每日进餐 4～5 次，以少食多餐方式补充营养摄入量。

（5）膳食安排：急性发作或手术前后采用流食或少渣半流食，如米汤、蛋羹、藕粉、牛奶，但如果服用后出现腹痛、腹泻就不要继续食用，如果没有不适，就可以食用。活动期患者少用蔬菜、水果，可将之制成菜汁、菜泥、果汁、果泥、果冻等食用。可选用含优质蛋白的鱼肉、瘦肉、蛋类制成软而少渣的食物，如余鱼丸、芙蓉粥、鸡丝龙须面及面包类。对病情严重不能口服者可用管饲要素膳或静脉营养支持，待营养状况改善后逐渐增加口服自然食物。

156. 溃疡性结肠炎患者可否进行体能锻炼？

"生命在于运动"，只要没有病得起不了床，就可以进行适当的运动，运动有助于胃肠功能的恢复，不管是术后还是非术后，都可以进行适合自己运动强度的锻炼。各种锻炼法详见本书"第五部分"。

157. 家属怎样对结肠炎患者进行心理治疗？

（1）了解患者的情绪、信念及个人对疾病的感知。了解患者担心的问题、愿意接受哪些治疗等。认真倾听患者对疾病的叙述。劝导患者不接受他人错误的指导及干扰。

（2）树立治疗的信心，鼓励患者之间互相联系和帮助，建立患者康复俱乐部，特别是通过显效患者的现身说法，树立患者可治的信心。建立对疾病良好的可治信念，有助于促进机体自身调节的康复功能，包括情绪调节以及神经系统功能的调节。鼓励患者采用做保健操、打太极拳、练气功等养生祛病方法，有助于维系机体的循环呼吸功能，同时可促进消化道疾病的恢复，特别是对中老年人更为合适。

（3）在经济上、生活上及感情上给予支持，使患者能缓解心理因素产生的压力，有助于疾病的治疗及康复。

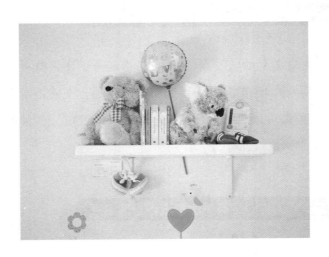

158. 溃疡性结肠炎患者应慎用哪些药物？

溃疡性结肠炎患者应避免服水杨酸制剂（如阿司匹林）、地高辛、枸橼酸钠、咖啡因、胰岛素、保泰松、吲哚美辛、甲苯磺丁脲、呋喃西林、噻嗪类利尿剂、氯化钾口服液等。若病情需要，应同时配以胃肠道黏膜保护剂，还要避免滥用或盲目使用抗生素。

159. 吸烟能防止溃疡性结肠炎复发吗？

尽管吸烟并不会进一步加重溃疡性结肠炎病情，但没有证据表明吸烟能防止溃疡性结肠炎复发。国外学者进行了目前为止唯一经皮给予尼古丁治疗的随机对照试验，将 80 例患者随机分为试验组（尼古丁 15mg，黏膜给药）和对照组，每日治疗 16 小时，在 6 个月后行临床评估和内镜检查，发现两组患者的临床复发率和肠镜下复发率没有明显差别。试验组的不良反应更为明显，主要是轻度头痛和恶心。

160. 肠易激综合征如何治疗？

（1）一般治疗：①休息：发作期或体质衰弱者可以适当休息，但不宜为时过久，以免使患者在精神上失去对疾病的信心。在间歇期应鼓励患者参加体育锻炼，保持乐观态度，生活要规律化。②饮食：饮食不当常为发作之诱因，乃本病的特点之一，因而应该特别注意，不少患者都能掌握其规律。一般应避免多纤维性食物，如韭菜、桃、李、杏及酒类、辣椒等辛辣食物及过分油腻的食物。按照中医理论，久泻者脾肾必虚，忌凉性食物，如猪肉、猪油、花茶等均非所宜；而热性食物，如牛、羊肉等则无影响。亦应注意按时用餐和食物的清洁，勿暴饮暴食，避免过多食用豆类等易于产气的食物。

（2）对症治疗：①针对患者的神经官能症及自主神经功能失调可给予地西泮、谷维素及B族维生素等药物。②针对腹泻、腹痛、腹胀，可给予小檗碱、颠茄、阿托品、气胀合剂等。③中西医结合治疗。根据经验，中西医结合治疗本病，疗效较为满意。

161. 过敏性结肠炎应如何治疗？

过敏性结肠炎一旦确诊，常需终身治疗。故应未病先防，已病防变。①本病多因思想负担沉重，情绪紧张、焦急、愤怒、抑郁等发病。因此避免精神刺激，解除紧张情绪，保持乐观态度是预防本病的关键。每天至少休闲二十分钟、经常性的锻炼（二十分钟，一周三次），了解自己的压力极限有助于你打造一个没有压力的轻松生活氛围。②对可疑不耐受的食物，如虾、蟹、牛奶、花生等尽量不食，辛辣、油腻、生冷食物及烟酒要禁忌。同时避免泻药及理化因素对肠道的刺激。饮食定量，不过饥过饱，养成良好的生活习惯。③一般无需卧床休息，可参加适当的工作，建立良好的生活习惯。积极锻炼身体，经常运动，增加运动量可以使肠道更规则地蠕动和减少肠胃胀气，还可增强体质，预防疾病。④少食多餐可以防止肠道疲劳过度。腹泻患者应食少渣、易消化、低脂肪、高蛋白食物；便秘者应食多纤维蔬菜、粗粮等，建立定时排便习惯。避免过食生冷及刺激性食物。保持低脂肪饮食，多摄入碳水化合物。

162. 中医如何治疗过敏性结肠炎?

辨证施治:以排便次数增多、粪便清稀为特征。在辨证时,首先区别寒、热、虚、实,需全面分析。

(1)感受寒湿与风寒。治则:解表散寒,芳香化浊。方药:藿香正气散加减。组成:藿香10g,白术15g,茯苓15g,紫苏10g,白芷10g,厚朴10g,大腹皮10g。用法:水煎服。

(2)感受湿热或暑热。治则:清化湿热。方药:葛根芩连汤加味。组成:黄芩10g,黄连10g,葛根10g,木通10g,车前子15g,金银花15g,茯苓15g。用法:水煎服。

(3)食滞肠胃。治则:消食导滞。方药:保和丸加减。组成:山楂10g,神曲15g,莱菔子10g,茯苓15g,连翘10g,槟榔10g。用法:水煎服。

(4)肝气乘脾。治则:抑肝扶脾。方药:痛泻药方加减。组成:白术10g,白芍20g,陈皮10g,防风10g。用法:水煎服。

(5)脾胃虚弱。治则:健脾益气。方药:参苓白术散加减。组成:人参10g,白术15g,茯苓15g,甘草10g,山药10g,扁豆10g,莲子肉10g,薏苡仁10g,砂仁10g,桔梗15g。用法:水煎服。

（6）肾阳虚衰。治则：温肾健脾，固涩止泻。方药：四神丸加味。组成：补骨脂 10g，吴茱萸 10g，肉豆蔻 10g，炮姜 5g，党参 10g，白术 10g。用法：水煎服。

163. 中西医各有哪些药物可以治疗过敏性结肠炎？

西药：肠炎灵、黄连素、磷霉素钙片、乳酸菌素片；中成药：香连丸、脏连丸、桃花散、参苓白术散、保和丸、人参健脾丸、补中益气丸、补脾益肠丸等。

164. 过敏性结肠炎目前有没有新的非药物疗法？

有。目前新兴起的生物反馈疗法是一种心理行为疗法。其借助电子仪器，让人们能够认识自身在一般情况下不能被感觉到的身体内部的微弱信息变化，可以调整和控制自己的心律、血压、胃肠蠕动、肌肉紧张程度、出汗、脑电波等几乎所有的身体功能活动情况。通过生物反馈训练，可以有效改善机体内各器官系统的功能状态，矫正对应激的不适应反应，学会有意识地控制自己。该疗法有效地解决了患者普遍存在的紧张和焦虑状态，使患者学会自我心理放松，再配合其他治疗，可达到康复的目标。本法对心理因素引起的过敏性结肠炎及溃疡性结肠炎均有治疗作用，但此种疗法还需同医生密切配合，才能取得良好的疗效。

165. 肠结核如何治疗？

肠结核的治疗目的是消除症状，改善全身情况，促使病灶愈合及防止肠梗阻、肠穿孔等并发症。

（1）营养支持治疗：可增加患者的抗病能力，活动性肠结核应卧床休息，增加营养，适当补充维生素 A、D 和钙剂，必要时静脉内高营养。

（2）抗结核治疗：应做到早期、联合、足量、规律和全程用药，目前多采用短程疗法，疗程为 6 ～ 9 个月。常用药物有异烟肼、利福平、链霉素、乙胺丁醇。可行三联或四联用药。

（3）对症治疗：腹痛可用颠茄、阿托品解痉；腹泻严重或摄入量不足者，应补液、补钾；并发不完全性肠梗阻时，除输液外，应胃肠减压。

（4）手术治疗：适用于严重并发症者，如完全性肠梗阻、急性或慢性肠穿孔及肠道大出血等，可考虑手术治疗。

166. 中医是如何治疗肠结核的？

腹痛：在本病的发病过程中有寒凝、气滞、血瘀的不同类型。寒凝者腹部喜热恶冷，痛时喜按，大便溏薄；气滞者以胀痛为主，排便和排气后则痛减；瘀血者疼痛较剧，固定不移，或可扪及肿块。

腹泻：大便稀溏，水样或糊状，日 3 ～ 6 次，反复发作，日久致面色萎黄，神疲倦怠，腰酸肢冷，属脾肾虚弱所致。脾肾虚弱者多见于溃疡型的患者，表现为腹痛阵作，大便溏薄，面色萎黄，神疲倦怠，腰酸肢冷，苔薄舌淡，脉细弱。治则：健脾补肾。方药：党参 10g，白术 10g，茯苓 15g，山药 15g，扁豆 10g，陈皮 10g，补骨脂 10g，肉豆蔻 10g，吴茱萸 10g，百部 10g。瘀血内结者多见于增生型的患者，表现为右下腹疼痛，固定不移，且有肿块，舌紫暗或有瘀点。治则：活血化瘀。方药：五灵脂 10g，没药 10g，延胡索 10g，蒲黄 10g，赤芍 10g，当归 10g，百部 10g。用法：水煎服。如见便秘者加生地黄、桃仁、牛膝、肉苁蓉。

167. 西医是如何治疗肠结核的?

科学选用抗结核药物,如异烟肼、链霉素,对氨柳酸、氨硫脲、卡那霉素、吡嗪酰胺、丙硫异烟胺,乙胺丁醇、利福平等。抗结核药物治疗时间一般主张至少需 12 ~ 18 个月。同时可对症治疗:腹痛可加颠茄、阿托品或其他抗胆碱能药物。钙剂对腹泻有效,可口服或静脉注射,严重腹泻要注意纠正水电解质平衡失调。并发完全性肠梗阻、肠穿孔及增生型肠结核,可考虑外科手术治疗。

168. 如何认识放射性结肠炎?

肠道放射性损伤是放射治疗盆腔、腹腔或腹膜后恶性肿瘤所引起的肠道并发症,可分别累及小肠、结肠和直肠。放射性结肠炎主要表现为腹痛、腹泻、里急后重和黏液便、鲜红色血便。内镜下见黏膜糜烂、溃疡等病变,触之易出血,酷似溃疡性结肠炎。本病属于中医"大瘕泄"范畴。放射治疗盆腔、腹腔内肿瘤时致热毒蕴积于肠道,气机阻滞,肠道传导失司,故见腹痛、腹泻、里急后重或黏液便;热毒灼伤络脉,络脉失和,血溢脉外,则见鲜红色血便。采用保留灌肠给药途径能使药物高浓度直达病所，有利疮面愈合，通过肠腔加速吸收，起到全身治疗作用，并避免对胃的刺激，且中药毒副作用小，患者易于接受，故在临床中取得满意疗效。

169. 慢性放射性肠炎应如何治疗？

与其他慢性结肠炎的治疗不同，因此类肠炎的病因是明确的，是盆腔、腹腔、腹膜后恶性肿瘤经放射治疗引起的肠道并发症，故需要在原发病的治疗基础上进行。急性期应卧床休息。饮食以无刺激、易消化、营养丰富、多次少餐为原则。限制纤维素摄入。腹泻严重者可采用静脉高营养疗法。药物治疗：使用颠茄合剂、复方樟脑酊、石榴皮煎剂（石榴皮 30g 加水 200 ～ 300mL 煎制 50mL，每日 1 次口服）等收敛解痉以止痛。另外阿司匹林可有效地控制放射性肠炎的早期腹泻。若有显著里急后重和疼痛者，可用 2% 苯佐卡因棉籽油，或琥珀酸氢化可的松 50mg 加 200mL 温盐水保留灌肠。疼痛甚者可以选用骶前封闭疗法，一般每隔 5 ～ 7 天封闭 1 次，治疗 1 ～ 3 次，可使疼痛明显减轻。如发生便血，医生会根据出血位置的高低进行不同形式的止血术。有继发性感染时，需用抗生素。另外国内已试用 α2 巨球蛋白治疗放射性肠炎，效果良好。隔日肌注 α2 巨球蛋白 6mL 或每日肌注 3mL，两个月为一疗程。用药后黏膜出血和疼痛明显好转，溃疡趋向愈合。当发生肠狭窄、梗阻、瘘道等后期病变，多需外科手术治疗。

170. 用哪些中药灌肠可以治疗放射性结肠炎？

蜂蜜的主要成分是葡萄糖和果糖，也含有蛋白质、氨基酸、维生素、矿物质、有机酸等。蜂蜜生性凉，能清热，熟性温，能补中，甘而和，故解毒，柔而滑，故润燥，具有补中、润燥、止痛、解毒的作用。有研究认为，蜂蜜抗菌、抗炎、抗氧化活性，能刺激细胞生长，促进免疫功能恢复。蜂蜜能减轻炎症和周围组织水肿，减少渗出和疼痛，可以清除自由基，减轻组织损伤，并且促进肉芽组织的形成，加速黏膜糜烂的愈合。蜂蜜能直接为创伤组织提供营养，包括单糖、氨基酸、维生素和矿物质。葡萄糖的供应对上皮细胞特别重要，它们建立起碳水化合物的内部储存，为上皮细胞在创伤表面生长提供能源。蜂蜜吸出的淋巴液可以增加创伤组织的氧供应。另外，因其具有抗菌活性，可以预防结肠黏膜的继发感染。

甘草为豆科植物甘草的干燥根和根茎，主要功效是和中缓急、润肺、解毒、调和诸药等。药理研究表明，甘草除具有抗惊厥、镇痛、镇咳等作用外，还具有消炎、抗变态反应、抗溃疡、防治病毒性肝炎、抗癌、增强免疫功能等作用。甘草中的活性成分甘草甜素，具有诱导肿瘤细胞凋亡和抗氧化作用，并且具有免疫调节作用，因而具有抗肿瘤、消炎、镇痛作用。利用甘草的这些特性，减轻放射性结肠炎的症状，对消化道肿瘤还有直接抗癌作用。

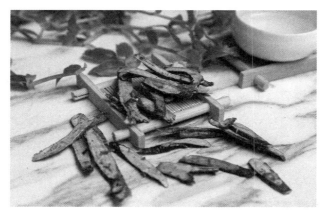

甘草

云南白药具有活血化瘀、消炎、散肿止痛、化腐生肌之功用，在溃疡面形成保护膜，减轻黏膜炎症。现代药理研究证明，云南白药含有多种活性成分，对多种病原体有抑制作用，同时可明显增强吞噬细胞吞噬作用，提高机体免疫功能。

从以上结果和分析可看出，利用蜂蜜、甘草和云南白药灌肠，可以有效防治放射性结肠炎的发生、发展，三者合用具有增效和协同作用。该方法简便、易行，无明显毒副作用。

171. 缺血性结肠炎如何治疗？

轻症患者虽有腹痛、腹泻及血便，而无腹膜刺激症状，全身情况平稳，无须手术，可予禁食、胃肠减压、静脉输液、全身支持及抗生素治疗，2～3天症状可减轻甚至消失。肠壁全层坏死的严重病例，一般情况较差，在积极做全身治疗和术前准备后，宜尽早手术治疗，切除坏死肠管后做近端结肠造口，以后做Ⅱ期手术吻合；若患者情况尚好，肠切除后亦可做Ⅰ期结肠对端吻合；若瘢痕狭窄引起梗阻，可择期做狭窄肠段切除，结肠近远端对端吻合。

172. 中医是如何治疗出血坏死性结肠炎的？

治则：清热祛湿解毒，调气活血止血。方药：芍药汤加减。组成：白芍20g，甘草15g，黄连10g，肉桂10g，当归15g，槟榔10g，木香10g，牡丹皮15g，白头翁15g，地榆15g，金银花15g。用法：水煎服。

病情危急者可用神犀丹：药有犀角尖、石菖蒲、黄芩、生地黄、金银花、连翘、板蓝根、淡豆豉、玄参、天花粉、紫草。亦可用紫雪丹，药有滑石、石膏、寒水石、磁石、羚羊角、木香、犀角、沉香、丁香、升麻、玄参、甘草、朴硝、朱砂、麝香、硝石。中成药：可选用香连丸，枳实导滞丸，槐角地榆丸。

173. 西医是如何治疗出血坏死性结肠炎的？

主要维持水和电解质平衡，应用广谱抗生素。配合止血药物输液疗法：紧急者可输生理盐水与5%葡萄糖1：1液或0.33%氯化钠液，维持输液量。同时可用氨苄青霉素，羧苄青霉素或先锋唑啉加去氧卡那霉素，庆大霉素加激素。用时根据便血情况可选用止血芳酸、维生素K等。大出血不止时可大胆应用肝素。

174. 什么情况下出血坏死性结肠炎需要手术治疗？

有明显腹膜刺激征，疑有肠坏死和穿孔；大量出血不能制止；腹腔脓肿需要引流；形成完全性肠阻症、肠麻痹，腹痛、腹胀症状明显；内科治疗无效，出血加重等为手术指征。如手术中发现肠段已有不可逆性病变，需将病变肠段彻底切除至正常黏膜的部位，否则不应轻易做肠切除。本病经采用手术痊愈后转为慢性或复发的可能性很小。

175. 假膜性肠炎如何治疗？

本病的治疗首先是全身支持治疗并停用有怀疑的抗生素。口服万古霉素有良好的疗效，剂量为每日 0.5 ～ 2.0g。万古霉素不经肠道吸收，口服给药后可在粪便中保持较高的浓度，对难辨梭菌起到抑制作用。其他抗生素如杆菌肽及甲硝唑也有一定的治疗作用。但也有报道甲硝唑可以引起假膜性肠炎。恢复肠道正常菌群可以抑制难辨菌生长，可用活菌制剂及乳酶生口服（主要补充双歧杆菌及乳酸杆菌）。当病情严重发生中毒巨结肠症时，需行手术治疗，做回结肠造瘘，或切除部分病变的结肠并造瘘。

176. 中医是如何认识假膜性肠炎的？

本病就其临床表现看，当属中医学之"泄泻"范畴。其病因病机为较长时间或过用抗菌药物，损伤人体正气，致脾气虚弱，运化失职，水谷不化，生湿化热，湿热蕴于大肠，致大肠传导功能失常而泄泻。本病之湿热，实由脾虚不能运湿，湿蕴化热而成，故其为标，而病之本则在脾气之虚。故治疗需标本兼顾，着重补气健脾以治其本，兼以清热化湿以治其标。

177. 中医是如何治疗假膜性肠炎的？

治则：解表散寒祛湿，芳香化浊通下。方用藿香正气散加减：藿香 10g，紫苏 15g，白芷 10g，桔梗 15g，白术 15g，厚朴 15g，半夏 10g，大腹皮 15g，茯苓 15g，陈皮 15g，甘草 10g，滑石 15g；亦可用胃苓散：苍术、厚朴、陈皮姜、大枣、肉隆、白术、泽泻、茯苓、猪苓。适量水煎服。

178. 西医是如何治疗假膜性肠炎的？

可选用肠炎灵、黄连素、痢特灵、庆大霉素、土霉素，但应立即停止原用的抗生素，如腹泻不止也可用正常人的大便经生理盐水稀释成混悬液做保留灌肠，或口服大肠杆菌混悬液，以恢复肠道的正常细菌种株，从而抑制葡萄球菌的生长繁殖。对重症患者的紧急处理至关重要。输液疗法：生理盐水与 5% 葡萄糖 1：1 液或 0.33% 氯化钠溶液。饮食疗法：1～2 日禁食，其后服米汤、茶水、流食，排有形便后，进常食。药物疗法：选用抗生素肠清洗（灌肠、腹泻剂）。对症治疗：给镇静剂止吐剂、精神安定剂。

179. 如何治疗胶原性结肠炎？

对本病的治疗，应停用含有咖啡或乳糖的膳食，因为这些食物可使患者血清素水平升高，继而使腹泻加重。如有脂肪泻，低脂性膳食对本病可能是有好处的。临床表现有胆盐吸收不良时，用消胆胺治疗有效，避免口服非类固醇抗感染药。腹泻较重时，用盐酸苯乙哌啶、洛哌丁胺以及阿片类等抗腹泻药治疗有效。阿托品能减轻和缓解患者腹痛症状。有报道洛赛克治疗能使患者临床症状获得明显改善。本病药物治疗同炎症性肠病相似。有报道柳氮磺吡啶 2～4 克 / 日，分次口服有效。泼尼松龙、5–ASA（5–氨基水杨酸）、甲硝唑，可使结肠黏膜上皮下胶原沉积带消退并减轻腹泻。开始治疗时，药物剂量宜小，可根据需要逐步增量。对极少数难治者，推荐泼尼松治疗 2～4 个月，稳定后再逐步减量，以至停用。

180. 结缔组织性肠炎的治疗措施是什么？

本病是由 C 型产气荚膜梭状芽孢杆菌及其产生的 β 肠毒素所致。该病发生与进食花生、大豆、蚕豆　甘薯、海鲜或暴饮暴食有关，某些患儿合并肠蛔虫症，故儿童要及时驱虫，夏季注意饮食卫生，尤其不能进食一些未煮熟的食物，不要滥食。患儿在恢复期一定要严格控制饮食，只有待便血及腹胀减轻、大便潜血阴性后才可进食，恢复饮食应从流质（汤、牛奶、米汤）→半流质（稀粥）→软食→正常饮食。家长不能因患儿饥饿但仍有便血、腹胀而提前给病儿进食。这样往往加重病情。

181. 中医是如何治疗白塞综合征的?

治则：健脾理气，清热化湿，调和气血。方选连理汤加味：人参 10g，白术 15g，黄连 10g，茯苓 15g，木香 10g，甘草 10g，陈皮 15g；亦可用温清饮加减：黄连 10g，黄芩 15g，黄柏 15g，栀子 15g，当归 15g，川芎 10g，熟地 20g，白芍 40g，延胡索 15g。用法：均水煎服。中成药亦可选用：香连丸、补中益气丸，补脾益肠丸、脏连丸、槐角丸、参苓白术散。

182. 西医是如何治疗白塞综合征的?

①控制继发感染，可用土霉素、新霉素、多黏菌素、黄

连素，还可用促肾上腺皮质激素（ACTH）、氢化可的松、可的松醋酸酯等。D 盐酸青霉胺对本病有一定疗效。②可用免疫抑制药，常用有硫唑嘌呤、6- 巯基嘌呤等，其他如氯化喹啉、保泰松等也有一定疗效。③可用增强自身免疫功能的药物，如胎盘球蛋白、丙种球蛋白、抗淋巴细胞丙种球蛋白、转移因子、胸腺素等。

183. 白塞综合征局部症状是如何治疗的？

可用三黄汤保留灌肠，白鲜皮煎汤加锡类散保留灌肠，青黛散溶液保留灌肠，亦可用氢化可的松 100mg 加生理盐水 200mg 保留灌肠（主要用于急性发作期），20% 锡类散软膏灌肠，10% 硝酸银溶液在直肠镜下涂抹溃疡部。对损害口腔可吹敷青黛散、锡类散，或外擦 20% 龙胆紫液或 2.5% 金霉素甘油。

184. 白塞综合征用手术如何治疗？

手术疗法基本上可分为两种，即肠切除术和肠造瘘术。结肠部分切除后肠吻合术适应于病变尚局限于回盲部升结肠或乙状结肠以上左半结肠的患者。切除范围应彻底，即使如此，手术后复发的可能性仍相当大。由于绝大多数患者病变已累及乙状结肠和直肠，这种手术方法多不能应用。为彻底切除病变，切除部分必然包括直肠和乙状结肠，因此不得不做永久性肠造口，患者多不愿接受。但如已有穿孔、梗阻、癌变等继发症时，或症状严重造成大量出血，极度营养不良，全身情况衰弱时，则必须采用这种手术方法。肠切除范围需按病变分布决定，若病变仅限于直肠、乙状结肠和降结肠，则可做左半结肠切除术、横结肠造口术；若病变广泛，则需做全部结肠切除术、末端回肠造口术。手术一期或二期施行可按患者全身情况定夺，如全身情况不佳，可先做结肠或回肠造口术，但术后情况可能无明显好转。因此，目前多趋向于在妥善术前准备后，争取做一期切除术。

185. 中医是如何治疗结肠憩室炎的？

治则：行滞顺气，散瘀止痛，润肠通便。方药：六磨汤加减。组成：沉香10g，木香10g，槟榔15g，乌药10g，枳实15g，大黄10g，黄芩15g，龙胆草10g，当归15g，郁李

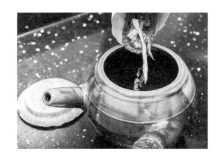

仁 15g，甘草 10g。亦可用更衣丸加味。组成：芦荟 15g，朱砂 10g，黄芩 15g，黄连 10g，延胡索 l5g，厚朴 15g，滑石 20g，木香 10g，甘草 10g。用法：水煎服。中成药可选用木香顺气丸、麻仁滋脾丸、柴胡舒肝丸。

186. 西医是如何治疗结肠憩室炎的？

（1）对无并发症的结肠憩室炎，以对症治疗为主。如单纯结肠憩室炎一般不引起症状，无须治疗，通过饮食调整，进食富含纤维素的食物以保持大便通畅。

（2）严重结肠憩室炎重点在预防。有学者研究，持续摄入高纤维素饮食，5～7 年内约 90% 患者症状消失。

（3）合并出血者，原则上先止血，可采用药物灌肠止血。

（4）对并发急性憩室炎症状较重者，采用饮食调节、解痉剂（抗胆碱药物）、禁食补液、胃肠减压、适当使用抗生素等非手术疗法多数有效。

187. 结肠憩室炎手术治疗疗效如何？

手术治疗有结肠造瘘、脓肿切开引流、肠段切除等几种方法。在欧美，因为左半结肠憩室居多数，所以第一次手术首先是横结肠右半侧造瘘，第二次手术行病变部位的结肠切除和端端吻合术，第三次手术封闭造瘘口。这是很久以来一直被推崇的安全的根治性手术方法，但其缺点是住院时间长。对病变范围广的肠梗阻和炎症性病变较重的患者，这种手术应为首选。也有当炎症一经控制，继结肠造瘘术后二次手术，既切除病变端端吻合，同时封闭造瘘，这也是个安全的方法，但是由于现在手术方式的改进，以及有效抗菌剂的使用，进行一期根治性手术已成为主要方法。关于结肠切除的范围，Welch 等认为应包括病变附近的正常肠管在内不少于 20cm。对于病变范围广及多发的憩室炎，必须在详细检查病变范围后才能决定。根治手术的死亡率个别报告高达 22%，而一般报告在 2.6%～7.8% 之间。最近为了提高手术效果及安全性，并防止憩室的再发，主张在重大合并症未发生之前就进行手术，正为多数人所接受。

188. 放射性腹泻病怎么治疗?

（1）收敛解痉镇痛：口服颠茄合剂和 60% 石榴皮煎剂（50mL/d），每天交替服用。

（2）消炎止血：怀疑感染者，选用对革兰阴性杆菌及厌氧菌敏感的抗生素治疗；用维生素 K_1 及抗纤溶酶止血剂静滴。

（3）应用 α2 巨球蛋白：剂量 3mL，每天 1 次，或 6mL，每天 1 次，肌注，1 ～ 2 周后改为 3mL，用 2 个月为 1 个疗程。一般于用药后，黏膜出血和腹痛明显好转，糜烂溃疡趋向愈合。

（4）补养疗法：口服中链甘油三脂（MCT）、乳酪葡萄混合剂（该剂必经胆盐乳化成微胶粒后才能吸收）。口服要素饮食 VivonexHN，每天 480g 溶于 1500mL 水中，分多次服用；同时或必要时，用静脉全营养（脂肪乳剂、复方氨基酸、人体白蛋白、安达美）等静滴，并加强脂溶和水溶性维生素的补充。

（5）放射治疗剂量要精确计算：最好总量在 50 戈瑞以下。

189. 治疗放射性腹泻应注意什么？

（1）急性期应卧床休息。

（2）饮食限制纤维素摄入，应避免进食麸质（面筋）、牛奶、乳糖；腹泻重者，应采用不含麦麸成分和乳酸的要素饮食。

（3）服用止泻收敛药，可口服胆酪胺，对胆盐吸收不良引起的腹泻有效。

（4）对里急后重和直肠疼痛者，应用2%苯佐卡因棉籽油和微温石蜡油做低位灌肠或温水坐浴。琥珀酸氢化可的松50mg加入200mL温盐水，做低位保留灌肠，可用于左半结肠及直肠炎。还可口服柳氮磺吡啶。

（5）肠出血者，可在内窥镜直视下压迫止血或使用止血剂或以去甲肾上腺素4～6mL或新福林10～20mg加入温盐水中保留灌肠。出血不止者，可采用经导管动脉栓塞治疗或手术治疗。

（6）吸收不良综合征明显者，应予静脉高营养疗法。

（7）抗生素用于怀疑饮食不洁和肠污染可能者。

（8）α2巨球蛋白3～6mL/d肌注，1～2周后改隔日1次，持续2个月为1个疗程，专治放射性直肠炎。

（9）后期病变为肠狭窄、梗阻、穿孔、瘘管。经内科正规治疗无效者，需要及时手术治疗。

190. 发现大肠息肉后该怎么办？

一般体检时发现直肠息肉后，医生会建议患者通过结肠镜进行全大肠检查，确定其他部位是否同时有息肉。通过结肠镜检查，并经活检确定有恶变倾向的需要及时行手术摘除，并长期随诊；如无恶变倾向，因良性肿瘤也有一定的恶变可能，故也必须治疗。

191. 大肠息肉如何治疗？

经结肠镜用高频电刀、微波或激光摘除大肠息肉是目前对息肉治疗的标准方法，避免了患者剖腹手术的痛苦，并且一次可以摘除多枚息肉。适合于结肠镜下摘除的息肉要求：①无蒂的小息肉。②息肉有蒂，但其蒂直径小于 2cm。③息肉的根部较大，没有明显蒂的息肉，息肉本身直径小于 2cm。

192. 中医是如何治疗结肠息肉的？

治则：清热利湿、通腑止泻。方药：葛根芩连汤加味。组成：葛根 15g，黄芩 10g，黄连 10g，茯苓 15g，白术 15g，车前子 15g，甘草 10g，金银花 15g，延胡索 10g，木香 10g。用法：水煎服。中成药：可选用脏连丸、补脾益肠丸、枳实导泻丸、保和丸、补中益气丸。

193. 用什么西药治疗结肠炎性息肉?

可选用莎尔福、益君康、黄连素、肠炎灵、磷霉素钙、乳酸菌素片等。若因泄泻产生脱水可补充液体。

194. 直肠类癌怎么治疗?

手术是直肠类癌治疗的主要方法。肿瘤直径不足10mm、几乎不发生深部浸润和转移的肿瘤,经局部切除术后,完全可以治愈;直径 10 ~ 20mm 的直肠类癌,转移率 10% ~ 20%,经局部扩大切除术后,亦能达到与肿瘤直径不足 10mm 的病例相当的治疗效果。

195. 治疗大肠癌的方法有哪些?

手术治疗是主要治疗方法,而且早期大肠癌手术效果也很好。其他治疗方法还有化学疗法、放射疗法、免疫治疗、中医中药治疗等。

196. 治疗大肠癌的手术方法有哪些？

大肠癌主要指结直肠癌，手术方法很多，主要有以下几种。

（1）腹会阴联合切除术：是低位直肠癌的标准手术方法。患者需在乙状结肠末端永久性造口。术后排便不能自控，有性功能障碍，还会发生造口诸多合并症。

（2）直肠癌前切除术：现在还包括中低位前切除术，患者可以在保留肛门的同时接受根治性手术。

（3）全直肠系膜切除术：是将全直肠系膜完整切除的手术。该手术将最大限度减少直肠癌的复发，适用于中低位直肠癌的治疗。

（4）经肛门内镜手术：是治疗直肠肿瘤的一种微创新技术。适用于距肛门20cm以内的早期直肠癌及腺癌。切除后，创面可以缝合，避免了术后出血、穿孔等并发症。手术可以达到较深部位，能治疗传统器械不能及的较高部位的肿瘤和经选择的早期癌。它对切除直肠和低位乙状结肠的良性病变和早期癌是安全的。

（5）姑息切除术：晚期肿瘤或全身状况较差患者，无法接受标准根治手术，只能接受部分切除术，这种手术为姑息切除术。姑息切除术适用于癌肿蔓延无法根治性切除，或已有广泛转移，不能完全将癌肿切除者。如发现已有癌转移，但病变肠段尚可游离时，原则是仍应将癌肿切除，以免日后发生肠梗阻或出血，而且肿瘤常有坏死或继发感染，切除后能使全身情况获得改善。

197. 结肠炎为什么不能中途停药？

溃疡性结肠炎活动期经过积极的内科治疗后，病情常能得到控制。病情缓解后仍需口服 5- 氨基水杨酸制剂 1 ～ 2 年。由于疗程长，有的患者不能坚持服药，也有的患者自我感觉良好，擅自中途停药，常是导致溃疡性结肠炎再次复发的重要原因之一。通过对溃疡性结肠炎缓解期患者进行电子大肠镜检查发现，慢性持续型或复发缓解型溃疡性结肠炎患者的大肠黏膜出现萎缩性改变，颜色变得苍白，血管纹理紊乱，黏膜干燥无光泽。也就是说，即使患者自我感觉良好，也仍然有复发的可能。要巩固溃疡性结肠炎的治疗效果，家庭中的康复治疗就显得尤为重要，溃疡性结肠炎患者的家庭成员应经常督促患者按时服药，切不可中途停药。

198. 结肠炎为什么不能滥用抗生素？

对于感染性结肠炎、直肠炎如细菌性痢疾等，选择有效的抗生素可迅速控制感染，其治疗方法是正确合理的。然而，对于非感染性结肠炎、直肠炎如溃疡性结肠炎、克罗恩病等，

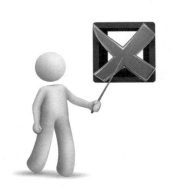

使用抗生素并不能取得理想的效果。溃疡性结肠炎和克罗恩病统称为炎症性肠病，病因至今尚未完全明了，与免疫、遗传等诸多因素有关，除在合并感染时使用抗生素外，平时滥用抗生素是有害无益的。滥用抗生素会造成肠道菌群失调等不良后果。没有正确的诊断就没有正确的治疗，结肠炎、直肠炎的患者在尝试各种治疗方法之前一定要弄清楚自己的病究竟属于哪一种类型。

199. 结肠炎为什么不能滥用激素？

俗话说，有病乱投医。溃疡性结肠炎的病程长，时好时犯。患者往往有这样的体会，一种药物在最初使用的一段时

间里，病情得到控制，疗效明显，随着用药时间的延长，疗效越来越差，于是有的患者到处寻求治疗结肠炎的有效药物。这就为无孔不入的江湖游医施展骗术创造了时机。这些"包治百病"的江湖游医会向患者推荐一用就灵的治疗结肠炎的特效药，这些所谓的特效药的主要成分实际是激素类、吗啡类制剂，一经使用会使溃疡性结肠炎患者的腹痛、腹泻、黏液脓血便的症状暂时缓解，造成用药后明显见效的假象，迷惑了一些患者。殊不知这样做对疾病的预后和转归埋下了隐患，滥用激素常导致溃疡性结肠炎的复发和加重，还会引起激素依赖型结肠炎。有的溃疡性结肠炎患者轻信江湖游医的所谓"灵丹妙药"，拿自己的生命和健康开玩笑，付出了沉重的代价。

200. 结肠炎患者为什么不能盲目服药？

结肠炎能引起腹泻，而腹泻并非都是结肠炎。慢性腹泻的病因极为复杂，常见于消化系统疾病，也可见于周身其他系统的疾病，如甲状腺功能亢进、糖尿病等有时可引起不同程度的腹泻。有的患者出现慢性腹泻后不去医院就诊，而是盲目服用治疗结肠炎的药物。患的明明不是结肠炎，而长期盲目服用治疗结肠炎药物的患者并非少见。据有关资料统计，腹泻不仅常见于结肠炎、直肠炎，更常见于肠易激综合征。肠易激综合征是结肠功能性疾病，与精神、心理因素密切相关，结肠并无炎症改变。患者主要有左下腹部疼痛、稀便、便中带黏液、着凉后加重；或者有排羊粪球样便、排便后腹痛缓解的特点，化验大便、钡灌肠和电子大肠镜检查无异常，服用治疗结肠炎的药物无明显疗效。纠正不良的生活习惯，避免精神刺激，摆脱烦躁、焦虑、愤怒的情绪常有利于病情的缓解。医生告诫患者，慢性腹泻的原因多，要去医院做必要的检查，弄清楚自己得的到底是不是结肠炎，不要盲目服用治疗结肠炎的药物。

201. 结肠炎患者为什么不能忽视营养补充和心理调适？

有些结肠炎的治疗绝不是单靠药物就能解决的，中、重度溃疡性结肠炎常有贫血和低蛋白血症，此时采取禁食、静脉高营养的方法补充氨基酸、脂肪乳、多种维生素对患者是至关重要的。一方面，能使患者的消化道得到暂时的休息，有利于病情的缓解；另一方面，补充营养素和维生素增强了患者机体的抗病能力。病情好转后，患者在平时仍要注意多进食富含营养的少渣饮食。溃疡性结肠炎的复发与加重常与精神、心理因素有关，溃疡性结肠炎缓解期的患者应远离股市、麻将桌、通宵娱乐厅等，避免精神刺激，减轻心理压力，在药物治疗的同时，注重营养补充和心理调适，对稳定病情、预防复发具有重要的意义。

202. 结肠炎患者为什么不能不愿接受手术治疗？

结肠炎还需要手术治疗吗？答案是肯定的。当溃疡性结肠炎的患者并发癌变、肠穿孔、大量便血、肠狭窄、中毒性巨结肠时应行手术治疗。另外，年龄在 50 岁以下，病情长期反复发作、迁延不愈、经过严格系统的内科治疗仍得不到控制，已经严重影响工作、学习和生活质量的溃疡性结肠炎患者，尤其是青少年患者，应该考虑接受手术治疗。青少年患者的病情若得不到有效控制，会影响生长发育。宁肯饱受疾病折磨，不愿接受手术治疗，实际上是走入了结肠炎治疗的误区。近年来，治疗重型溃疡性结肠炎的主要手术方式是全结肠切除、回肠肛管吻合术。

203. 溃疡性结肠炎有哪些并发症？

病程较长，病情严重的患者，可有局部和全身的并发症。其中局部并发症较为常见，约占 1/4，全身并发症不多见，小于 10%，本病常见的并发症如下。

（1）中毒性结肠扩张：在急性活动期发生，发生率约2%，是由于炎症波及结肠肌层及肌间神经丛，以致肠壁张力低下，呈节段性麻痹，肠内容物和气体大量积聚，从而引起急性结肠扩张，肠壁菲薄。病变多见于乙状结肠或横结肠。诱因有低血钾、钡剂灌肠及使用抗胆碱能药物或阿片类药物等。临床表现为病情迅速恶化，中毒症状明显，伴腹胀、压痛、反跳痛，肠鸣音减弱或消失，白细胞计数增多，X线腹平片可见肠腔加宽、结肠袋消失等。容易并发肠穿孔。病死率可达 11% ～ 50%。

（2）溃疡穿孔：在结肠扩张基础上易引起溃疡穿孔并发急性弥漫性腹膜炎。

（3）溃疡出血：因溃疡累及血管发生出血外，低凝血酶原血症亦是一个重要原因。往往因出血量大而需要治疗。

（4）癌变：癌变的发生与疾病时限和病变范围有关，病程越长，范围越广，癌变越多。发生率约5%，比无结肠炎者高 10 倍，多见于结肠炎病变累及全结肠、幼年起病和病史超过 10 年者。

（5）结肠狭窄和肠梗阻：修复过程中，大量纤维组织形成的瘢痕可引起结肠狭窄和肠梗阻，多见于结肠远端。

204. 生物疗法在溃疡性结肠炎治疗中的作用如何?

生物技术制剂和其他多种治疗方法,作为潜在有效的炎症性肠病治疗方法,正在深入评估中。通过基因分析和动物模型研究,新的治疗作用靶位可望被确定。然而新的治疗方法中,何者是真正有效的,何时是治疗干预的最佳时机,怎样的治疗配伍组合和给药方案才能以最小的毒性反应获得最佳的疗效等,最终都必须在临床疾病的治疗中经过验证确定。但是,可以相信,在未来炎症性肠病的治疗中,生物疗法将发挥重要作用。

205. 试用于治疗溃疡性结肠炎的肿瘤坏死因子抑制剂有哪些?

在通过抑制肿瘤坏死因子治疗炎症性肠病的治疗方案中,应用的制剂包括单克隆抗体注射用英夫利西单抗(先前称为 cA2)和 CDP571、p75 可溶性肿瘤坏死因子受体融合蛋白或 p55 可溶性肿瘤坏死因子受体、MAP 激酶抑制剂 CNI–1493 和沙利度胺。

206. 溃疡性结肠炎病情缓解了，还需要用药维持吗？

溃疡性结肠炎容易复发，维持治疗非常重要，维持治疗常用 5- 氨基水杨酸。病变局限于直肠者可用 5- 氨基水杨酸栓，每一晚或每两晚 1 枚。对于直肠、乙状结肠病变可用 5- 氨基水杨酸灌肠剂，每晚或每两晚 1 次。一般不用糖皮质激素类药物进行维持治疗，因长期应用激素不良反应大，且不能很好地预防复发。维持治疗的时间目前尚无定论，至少应 1 年以上。有的主张长期维持。硫唑嘌呤或 6- 巯基嘌呤等用于对上述药物不能维持或对糖皮质激素依赖者。对初次发病且疗效好的轻度患者可不必维持治疗，因这种患者可保持长时间不复发，一旦复发，则需进行维持治疗。

207. 溃疡性结肠炎维持治疗需要多长时间？

维持治疗的时间一般不应少于 1 年。至于病情较重或反复发作的患者，多主张长期用药维持。但由于患者依从性差、经济条件无法承受、医师对此认识不足、药物不良反应多等多种原因，维持治疗在国内没有很好落实，特别是长期维持治疗没有引起重视，导致病情反复。国内患者维持治疗的时间普遍过短，这是造成患者复发的主要原因。

208. 治疗溃疡性结肠炎的中医特色疗法有哪些?

（1）健脾和胃、渗湿止泻、调理肠腑——"金四联"疗法。这是一组由全国肛肠医疗中心南京市中医院院内中药制剂、传统中成方药、中药灌肠和微生态制剂共同组成的四联药物，发挥中医药之特色，且携带方便、副作用小。

（2）明确分型，个体化的治疗方案。根据中医学审证求因、审因论治的基本原理，发挥中医中药治疗本病的优势，对溃疡性结肠炎患者进行审证求因、谨察病机、辨证分型，采取针对性的中药煎剂口服和气药保留灌肠，予其个体化的治疗，以求整体辨证用药与局部用药相结合，达内外并举、标本兼顾之效。辨证属湿热壅盛型，宜清热利湿解毒，凉血止血，药用苦参、白头翁、马齿苋、炒地榆之类；属瘀血阻络型，宜行气活血、收敛止血，药用三七、蒲黄、白及、香附之类；属脾肾阳虚型，宜温肾健脾、利湿止泻，药用肉豆蔻、补骨脂、薏苡

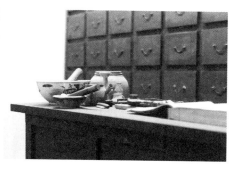

仁、山药等，加减运用。

（3）中医药序贯治疗。序贯治疗指的是发作期予中药口服加灌肠治疗，缓解期序贯予中药口服治疗。依据患者临床症状及检查结果，充分评估患者目前所处的疾病阶段，活动期患者予以中药口服配合灌肠治疗。中药口服汤剂术苓香连汤源于《伤寒杂病论》白术茯苓汤，为张苏闽教授在传承并整理泽民老先生治疗泄泻方剂总结而来的经验方，具有健脾理气化湿等功效，调节全身症状。灌肠药溃结灌肠液采用气药灌肠法，摒弃传统的推注灌肠方式，利用气压将药液弥散至近端病灶，延长保留灌肠时间，从而提高灌肠疗效，灌肠药液直达病所，达到"药之所及，肠疾得康"的目的。二者结合，内外同治，快速诱导缓解，减少继发病的发生。缓解期根据患者全身情况，总体以术苓香连汤为主，辨证加减，口服中药治疗，调理体质。

【专家忠告】

根据溃疡性结肠炎的特点，要早发现、早诊断、早治疗。患者要定期复查，依据分级、分期、分段治疗的原则，调整治疗方案，进行治疗。尤其是对于有家族史者，通过遗传学检查，筛查高危人群，进行每年1～2次电子结肠镜检查，排除溃疡性结肠炎恶变及结肠息肉的发生和发展。采用中西医结合治疗方案发挥辨证论治的特点，以进行多学科个体化治疗，既能改善控制患者临床症状，又能提高患者生活质量。还应积极避免诱发因素，加强患者的心理疏导，进而提高治疗的依从性。

部分类型的结肠炎可以快速康复，但也有部分迁延难愈，比如溃疡性结肠炎、克罗恩病等。针对这部分的终身性疾病，虽然无法根治，但患者一定不能沮丧，要学会自我管理，配合医生的治疗，还是会在大部分时间里过正常的生活。不同的肠炎类型有不同的治疗原则和方法，治疗方法大致可以归结为药物疗法（中药和西药）、中医特色疗法（针灸、推拿、埋线、灌肠等）、手术介入、自我控制和营养支持等，因此根据患者病情给予针对性、个体化、综合化的治疗方案进行科学的治疗十分必要。同时，医患之间的信任与理解以及患者的精神状态也会为该病带来意想不到的可观疗效。

第五部分

保健——康复保健很重要

1. 慢性结肠炎如何预防？

（1）饮食要有规律，一日三餐做到定时定量，不要过分饥饿，不要吃得过饱，不要暴饮暴食。暴饮暴食，吃得过饱，使肠胃功能紊乱，导致本病复发或加重。根据其不同的体质选择不同的食物。宜食少渣、易消化、低脂肪、高蛋白食物，不应吃油炸、油煎、生冷及多纤维食物，可选择容易消化的细挂面、烩面片、馄饨、嫩菜叶、鱼、虾、蛋及豆类制品等，以使肠道得到休息。

（2）注意饮食卫生，不吃生冷、辛辣刺激、纤维素多的食物，忌吸烟饮酒。生冷食物指生冷瓜果、冷饮、冷菜冷饭；辛辣刺激性食物如辣椒、生葱、生姜、生蒜、洋葱等；纤维素多的食物指韭菜、心里美萝卜、芹菜等。进食这些食物及吸烟饮酒刺激结肠壁，使肠壁水肿、充血，平滑肌痉挛，引起本病复发或加重。

（3）宜食健脾食品，如山药、扁豆、莲心、百合、红枣。少食冷饮，少食易胀气的食物，如西瓜、哈

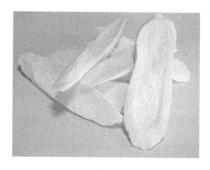

山药

密瓜、韭菜、洋葱、大蒜、油炸食品、咖啡、碳酸饮料等。

（4）不宜吃过敏性食物。由于人的体质不同，对食物的过敏性感受也不同。牛奶、鸡蛋、蜂蛹、土蚕、未成熟的番茄、花生、菠萝、蟹类及一些昆虫食品等都具有致敏作用，有些人吃了这些食物易引起过敏，有些人就不过敏。

（5）在本病发作期、缓解期不能进食豆类及豆制品，麦类及面制品，以及大蒜、韭菜、洋芋、皮蛋、卷心菜、花生、瓜子等易产气食物。因为一旦进食，胃肠道内气体增多，胃肠动力受到影响，即可诱发本病，甚至加剧症状。

（6）不宜吃新鲜瓜果，如西瓜、香瓜、黄瓜、香蕉、桃子、柿子、枇杷、生梨等。但柿子、石榴、苹果都含有鞣酸及果胶成分，均有收敛止泻作用，慢性结肠炎患者可适量食用。

（7）腹泻时不宜多吃油腻食物，主要指荤油类食物，如肥肉、排骨、肉馅包子，馄饨及鸡、鸭炖煮的浓汤等。这些食物都含有动物类脂肪，慢性结肠炎患者食用后，往往会出现排便次数增多的情况，所以也不宜食用。

（8）腹部注意保暖，不宜受凉。即使夏天天气再热，也要把腹部盖好，不要使腹部着凉，否则肠道遇冷刺激而痉挛，引起本病发作或加重。

（9）适当休息，充足睡眠，劳逸结合。在过度劳累情况下，人体免疫功能和抗病能力下降，容易使本病发作或加重。休息对预防结肠炎有良好的作用，充分的休息，可减少精神和体力负担，可避免疾病的发生。

（10）保持心情愉悦，避免生气动怒。精神放松、减少忧虑，避免情绪紧张。保持冷静平和的心态，不宜长期生气、郁闷、恼怒、忧思、上火。因为这些不良的精神刺激，可使迷走神经过度兴奋，刺激肠蠕动增强，肠液分泌过剩，使肠黏膜屏障的保护性能下降而造成肠黏膜化脓和出血，形成溃疡性结肠炎。

（11）平常应加强锻炼，增强体质，如打太极拳，以强腰壮肾。但运动不能过量，且在运动后不能立即喝水，运动最好以有氧的方式进行，提高人体免疫力，从而预防结肠炎的发生。

2. 慢性结肠炎的预防原则是什么？

慢性结肠炎对人体的危害很大，且有癌变的风险，所以需要特别引起人们的注意。平时应以清淡、柔软、易消化、少油腻、富营养为饮食原则，少量多餐，补充多种维生素，勿食生、冷、烟酒、辛辣食品；做到劳逸结合，冷暖相宜，消除紧张情绪，适当体育锻炼，增强体质。所以我们一定要注意日常饮食的合理性以及卫生的保持，养成良好的生活习惯。

3. 溃疡性结肠炎一级预防的具体措施有哪些？

溃疡性结肠炎的一级预防就是病因预防，或称根本性预防，即控制和消灭致病因素对健康人群的危害。主要采取增进健康和特殊防护两方面措施，具体方法如下：

（1）增强机体抗病能力：进行有关溃疡性结肠炎方面的卫生知识教育，提高自我保健能力；建立良好的生活习惯；保持健康的心理状态，放宽心胸，正确对待心理冲突，不断增进适应能力；采用合理的营养和保养措施；进行经常而适度的体育锻炼。

（2）戒除不良嗜好：如戒烟、戒酒，少饮浓茶、可乐及咖啡。

（3）合理饮食：避免暴饮暴食，冷热适度，三餐规律，避免刺激性强的食物。条件允许者可至炎症性肠病专病门诊接受基于食物不耐受检测及中医特色饮食健康管理方案，做到有效预防。

4.溃疡性结肠炎二级预防的具体措施有哪些?

溃疡性结肠炎的二级预防一般采用内科治疗的方法。

（1）一般治疗：①休息，急性发作时最好予以休息；②饮食，溃疡性结肠炎患者的食谱须因人因时制宜，行个体化饮食健康管理，即食物特异性 IgG 抗体检测及传统医学的科学饮食管理，精准预防。应细嚼慢咽，避免急食。急性活动期，以少食多餐为宜，一旦症状得到控制，应恢复一日三餐习惯。饮食要有足够的热量、蛋白质和维生素。睡前不宜进食，夜间避免进食。在急性活动期，应戒烟酒及刺激性食物。饮食不要过饱。

（2）药物治疗：①氨基水杨酸类药物，氨基水杨酸类药包括前药和美沙拉嗪制剂两大类，前药包括水杨酸柳氮磺胺吡啶（SASP）和近年来研制的偶氮键前药奥柳氮与巴柳氮，美沙拉嗪制剂根据包膜的不同又分为慢释放剂、延长释放剂和局部制剂；②皮质类固醇，一般可用泼尼松或甲基泼尼松龙；③免疫抑制剂，皮质类固醇疗效不佳或不能耐受者，可选此类药物，有时可获一定疗效，但免疫抑制剂不良反应较大，应慎用，6-巯基嘌呤（6-MP）、硫唑嘌呤、甲氨蝶呤、环孢霉素-A 为常用药物。中医药可贯穿治疗全程，可有效辅助溃疡性结肠炎症状的诱导缓解，在维持治疗及黏膜促愈方面作用更为确切。

5.溃疡性结肠炎三级预防的具体措施有哪些？

溃疡性结肠炎的三级预防是对疾病进入后期阶段的预防措施，主要是对患者采取控制、阻止或延缓并发症（大出血、肠穿孔、中毒性巨结肠）、防止病残和促进健康等措施。其目的是减少痛苦，延长生命。具体如下：

（1）对并发症的预防：①对于活动期溃疡性结肠炎患者，应进行正规的内科药物治疗，同时注意合理饮食、休息、避免精神过度紧张，保暖、预防感染；②对久不愈合的溃疡及伴有中重度异型增生的溃疡应提高警惕，定期复查肠镜以防癌变。

（2）外科治疗：主要适应证有中毒性巨结肠、肠穿孔、大量或反复出血、结肠癌。

（3）并发症的治疗：①大量出血，应采取补充血容量、口服或胃管注射止血药物、胃内降温及内镜直视下止血措施，如采取以上措施后患者溃疡出血仍不止，则应考虑紧急外科手术处理；②急性穿孔，一经确诊就应禁食，放置胃管抽吸胃内容物，防止腹腔继续污染，静脉输液和使用抗生素以预防和控制感染。

6. 如何预防溃疡性结肠炎的复发？

（1）建立良好的饮食习惯、生活规律。劳逸结合，可进行适当的文体活动，并保证充足的睡眠，使机体功能维持在良好的状态；饮食要有规律，结合食物不耐受检测结果，避免不利于病情恢复的食物。

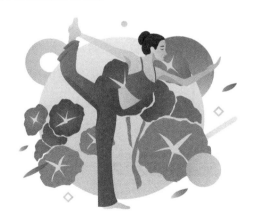

（2）保持乐观主义精神。

（3）注意饮食卫生，避免肠道感染。饮食不洁可导致肠道感染，诱发溃疡性结肠炎，因此要注意避免生冷、不洁、腐败变质的食物。

（4）避免腹部受凉，避免受凉后诱发或加重腹泻。

（5）定期治疗、巩固疗效。经正规临床治疗治愈后，不可掉以轻心，因病情反复发作是其临床特点，缓解期仍应严格遵照医嘱进行维持治疗，防止复发，使溃疡性结肠炎长期处于缓解状态，达到预防的目的。

7. 结肠炎患者的饮食调护原则是什么？

溃疡性结肠炎患者因长期慢性腹泻，吸收障碍导致水和电解质的失衡，多患有营养不良，消瘦、乏力。所以在饮食上，总的原则是宜进食低脂肪、高蛋白、高热量的低纤维素的食物。饮食应提供足够的热量、优质蛋白质、无机盐和丰富的维生素。

8. 对结肠炎有益的食物有哪些？

对于本病比较有益的食物，按照每周摄入量，包括如下几种：猪肉 210g，谷类早餐 200g，莴苣 110g，苹果和梨390g，牛奶 1250mL，甜瓜 350g，香蕉 350g，牛肉类制品500g，番茄 240g，柑橘类水果 300g，鱼类 290g，乳酪 110g，马铃薯 710g，豆类 120g。

9. 结肠炎患者如何进行饮食调护?

饮食有节,不可过饥过饱,做到饮食有规律,进食定时定量,不管饿不饿都应主动进食,这样可以形成条件反射,有助于消化腺的分泌,更有利于消化吸收,有助于消化系统疾病的预防。急性发作时应以无渣、半流质、少食多餐为原则。病情较重时应禁食,给予静脉补充营养,使肠道休息。缓解期为保证平衡和足够的营养摄取,饮食上以清淡易消化的食物为主。

10. 结肠炎患者腹泻时应该如何调理?

(1)腹泻严重者禁食,保证足够的饮水量。

(2)腹痛即泻、泻下急迫或泻下不爽者,可食薏米粥、苹果、茶等。

(3)腹痛即泻,泻后痛减,脘腹胀痛者,可常食莱菔粥、山楂等。

(4)情志不畅时泄泻者,平时可以黄芪或莲子、山药、扁豆、薏苡仁等做羹粥食用。常服金橘饼和陈皮条等。

(5)大便溏者常吃黄芪粥、扁豆薏苡仁羹、莲子、山药、扁豆以健脾益气，忌黏腻之品。

（6）五更泄泻者，常食黄芪、山药、扁豆、粟米等粥羹以健脾益胃。可食用附子煨羊肉、金樱子粥等，汤菜中适当加入肉桂粉、胡椒粉、干姜粉等有温煦脾胃的作用。

11. 慢性结肠炎如何自我调理？

（1）避免饮食不节及食不洁生冷之物。

（2）患者禁忌烟酒。

（3）下列药物服用后可引起消化道出血或不适症状，临床治疗时应避免或力争避免使用。此类药物包括水杨酸制剂（如阿司匹林及其他解热镇痛药物）、肾上腺皮质激素类药（临床治疗中应慎重权衡利弊）、洋地黄制剂、抗凝血类药、咖啡因、抗生素类（针对性应用，切勿滥用或盲目使用）、胰岛素、保泰松、消炎痛、利血平、组织胺、甲苯磺丁脲、黄嘌呤化合物、噻嗪类利尿剂、氯化钾（特别是口服剂）、甲灭酸、羟基保泰松、保尔他林等；

（4）心理治疗：本病患者一般表现为性格内向，环境依赖性强，与人交往中，多虑谨慎，善于掩饰控制自己的感情，常有压抑、疑虑或惴惴不安等矛盾心理。医生与家属要充分注意到患者的这些性格特征，关心体贴患者，充分理解并妥善对待与处理患者的要求与愿望，耐心开导与引导，使患者保持稳定与愉快向上的情绪，积极配合治疗；

（5）其他注意事项：保持良好舒适、整洁安静的养病处所，尽量避免过强或突来的嘈杂强音，及令人惊恐或不舒快的视感环境。严防与避免气温骤变、脘腹受寒、环境变化急骤等不良环境因素的影响，消除环境因素对内心精神情志的干扰刺激与影响，保持规律的生活节奏与休憩养身环境。

12. 结肠炎气滞浊阻证患者如何进行饮食调理？

（1）主症：腹痛，腹泻，腹胀纳呆，口干苦，喜叹息，腹痛即泻，泻后痛缓，矢气频作，舌苔薄白、脉细弦。

（2）治法：补脾运中。方剂组成：薤白 15g，葱白 2 根，粳米 50～100g。功效：宽胸止痛、行气止泻、止痢。

（3）煮制方法：先把薤白、葱白洗净切碎，连同粳米一同煮为稀粥。

13. 结肠炎浊毒伤阳证患者如何进行饮食调理？

（1）主症：腹泻肠鸣或五更泄泻，完谷不化及黏液便，腹冷喜热，神倦，纳呆，舌淡苔白，脉沉细。

（2）治法：温补脾肾，固肠止泻。方剂组成：新鲜韭菜30～60g，粳米100g，细盐少许。功效：补肾壮阳，健脾暖胃。

（3）煮制方法：新鲜韭菜洗净切细，先煮粳米为粥，待粥沸后加入韭菜、精盐同煮成稀粥。

14. 结肠炎浊毒内蕴证患者如何进行饮食调理？

（1）主症：发热，口渴欲饮，腹痛泄泻，下痢赤白或里急后重，小便短赤，舌红，苔黄腻，脉滑数。

（2）治法：清热利湿。方剂组成：新鲜车前草叶60g，葱白1茎，粳米50～100g。功效：清热利湿止泻。

（3）煮制方法：将车前草叶洗净切碎，同葱白煮汁后去渣，然后放入粳米50～100g煮粥。

15. 适用于慢性结肠炎患者的谷类食物有哪些？

粳米：性味甘平，有健脾胃、止渴、止泻之功，可用于消化不良、脾虚泄泻等病症。

糯米：性味甘温，有暖脾胃、益气、助运之功，可用于脾虚泄泻、气虚自汗、血虚头晕等病症。

粟米：性味甘微寒，有滋养肾气、健脾胃之功，可用于胃虚失眠、虚热等病症。

谷芽：性味甘平，有和胃消食之功，可用于消化不良、伤食腹胀等病症。

麦芽：性味甘平，有和胃消食之功，可用于消化不良、伤食腹胀等病症。

16. 适用于慢性结肠炎患者的豆类食物有哪些？

蚕豆花：性味甘平，有凉血止血、清热降压之功，可用于便血等病症。

扁豆：性味甘平，有健脾和胃、除湿止泻之功，可用于脾胃虚热等病症。

豇豆：性味甘平，有健脾益肾之功，可用于食积腹胀等病症。

赤豆：性味甘平，有健脾利水消肿之功，可用于肝炎等病症。

17. 适用于慢性结肠炎患者的蔬菜类食物有哪些？

苋菜：性味甘凉，有清热解毒、止泻之功，可用于痢疾、肠炎等病症。

荠菜：性味甘凉，有健脾利水、清热止血之功，可用于痢疾、肠炎、便血、尿血等病症。

卷心菜：性味甘平，有养胃止痛之功，可用于胃及十二指肠溃疡。

大蒜：性味甘辛，有杀菌解毒、和胃止泻、散寒解表之功，可用于肠胃炎、痢疾等病症。

香菇：性味甘平，有益气补元之功，可用于气虚头晕等病症。

黑木耳：性味甘淡平，有滋阴、凉血之功，可用于痔疮等病症。

18. 适用于慢性结肠炎患者的肉类食物有哪些?

过量摄入蛋白质，尤其是动物蛋白，与炎症性肠病发病有关，所以在摄入时应该格外小心。

动物蛋白的来源中，红肉类和鱼类的高摄入量可使炎症性肠病发病风险增加。

炎症性肠病患者可以多吃含优质蛋白的食物，如鱼肉；含铁丰富的食物，如瘦肉。

猪肉：性味甘、咸、平。含有蛋白质、脂肪、糖类、钙、磷、铁、维生素（B_1、B_2、C）、烟酸等成分。具有滋阴润燥的功效。适用于热病伤津、消渴、瘦弱、燥咳、便秘等症。

鸡肉：性温，味甘。入脾、胃、肝经。功用：和中补脾，滋补血液，补肾益精。

牡蛎：性味甘平，有滋阴养血、化痰软坚之功效，入肝、肾经。

19. 适用于慢性结肠炎患者的水产类食物有哪些？

黄鱼：性味甘温，有健脾益气之功，可用于头晕失眠、贫血、胃痛等病症。

带鱼：性味甘平，有和中养胃、补气之功，可用于血虚头晕、食欲缺乏、胃痛等病症。

鲳鱼：性味甘平，有益气养血之功，可用于血虚头晕、心悸失眠、神疲乏力等病症。

黄鳝：性味甘温，有补气益血、强筋健骨之功，可用于贫血、营养不良等病症。

淡菜：性味咸寒，有补肝益肾、养血填精之功，可用于虚劳羸瘦、眩晕等病症。

20. 适用于慢性结肠炎患者的水果类食物有哪些?

苹果:性味酸甘平,有补中益气、生津止泻之功,可用于脾虚泄泻、消化不良、高血压等病症。

柿子:性味甘涩寒,有润肠止血、降压之功,可用于便血等病症。

石榴:性味酸温,有止血润肠、清热生津之功,可用于腹泻便血、发热口渴等病症。

黑枣:性味甘温,有益气补血、益肾健脾之功,可用于贫血、头晕、耳鸣等病症。

莲子:性味甘涩平,有养血益肾、健脾止泻之功,可用于腹泻、心悸等病症。

21. 什么是低渣低纤维饮食?

大约 2/3 的小肠型克罗恩病患者存在明显的低位小肠(回肠)肠道狭窄。对这些患者来说,低渣低纤维饮食或特殊的流质饮食可能在减轻腹痛、改善症状方面有所帮助。此外,疾病处于活动期的炎症性肠病患者,通常也需要低渣低纤维饮食。低渣低纤维饮食要求减少摄入很可能会增加大便残渣的食物（如生的蔬菜、种子、坚果、土豆皮、玉米皮、全麦谷物等）。一般来说，进行低渣低纤维饮食只是暂时的，当药物治疗或外科手术治疗控制肠道炎症时，患者可逐渐恢复正常饮食。在低渣低纤维饮食期间，观察自己是否存在过度限制饮食很重要，因为过度限制饮食，会使平衡饮食很难达到，不利于患者获得均衡营养。

22. 什么是流质饮食？

流质饮食是指呈液体状，容易吞咽，容易消化，没有刺激性的食物。但这类食物所含热量和营养素往往不足，一般只是短期使用，或配合肠内营养或肠外营养一起使用。这类食物有豆浆、米汤、菜汤、稀藕粉、清肉汤（去油脂）、去渣果汁（如橙、橘、西瓜、梨、葡萄等原汁）、

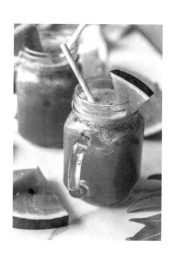

红豆汤（仅喝汤）、绿豆汤（仅喝汤）、银耳汤（仅喝汤）、莲子汤（仅喝汤）、红枣汤（仅喝汤）、乳类（如牛奶等，患者需对乳糖耐受）。

23. 什么是半流质饮食?

半流质饮食是指半流质状,无刺激性,纤维少,容易咀嚼、吞咽、消化的食物。建议患者少量多餐,保证营养摄入。这类食物有粥类(如白粥、皮蛋粥、肉末粥、蛋花粥等)、汤面类(如面条、馄饨、蛋花汤等)、泥状食物(如肉泥、菜泥等)、碎末状食物(如肉末、肉丝等)、羹(如蒸蛋羹、豆腐脑等)。流质饮食或半流质饮食一般在患者疾病发作时使用,这能在一定程度上帮助其减轻症状,促进消化吸收。

24. 什么是低脂饮食?

低脂饮食是指饮食中限制脂肪摄入量,避免肥肉、猪油、动物脑、蛋黄等动物脂肪。回肠能够吸收胆汁盐,对于切除了回肠的患者来说,这些胆汁盐进入大肠(结肠)可能引起水样便,这种情况一般需要低脂饮食。饮食清淡,采用煮、蒸、卤等少油或不用油的方式进行食物烹调来改善食物的色、香、味。

25. 什么是排除饮食?

排除饮食是管理炎症性肠病患者的常见方法,是指去除炎症性肠病患者日常饮食中可能诱发或加重消化道症状的食物。需要识别这些可能的食物(可通过连续几周记录饮食日记的方式进行识别),并不是偶尔一次不耐受。不建议患者毫无证据地排除大部分食物。若患者希望进行排除饮食,请在医生、营养师等指导下进行。

26. 什么是完全肠道休息饮食?

完全肠道休息饮食是指让肠道处于完全休息状态。在此时期,患者营养来源由静脉输送,以此减轻肠道负担,尝试减轻肠道炎症。对处于急性发作期的克罗恩病患者或有瘘管患者较为适用。

27. 什么是无麸质饮食?

无麸质饮食是指排除包含蛋白质麸质的饮食。这种饮食往往在炎症性肠病患者伴有其他疾病如乳糜泻时使用。麸质能够增加遗传易感（HLA-DQ2/8+）的肠易激综合征患者肠道通透性以及腹泻发生的可能。

28. 结肠炎患者常用的药膳有哪些？

（1）苓山葛薏粥。①组成及制作方法：茯苓 30g，山药 30g，葛根 30g，薏苡仁 50g，粳米 100g。茯苓、山药、葛根以 80℃干燥后共研细末，粳米以清水淘净，薏苡仁以清水淘净并浸泡 8 小时；将薏苡仁、粳米同入锅中，加适量水，文火煮至薏苡仁、粳米熟烂成粥；然后掺入茯苓、山药、葛根末，搅拌并续煮成糊状。用法：1 剂 / 日，分早晚 2 次空腹食用，或以粥代餐早晚食用。食用时可根据个人口味喜好酌加盐或糖等调料。②功效：以上诸药合用，健脾升阳，益气补虚，以扶助正气；辅之淡渗通利，除湿逐邪，以绝邪滞之机；更兼防癌功效。本方全由食物类和药食同用类原料组成，甘平无毒，制作简单，且熬制成粥而味美可口、食用方便，适合长期食用。

（2）健脾愈肠粥。①组成及制作方法：取粳米 350g，山药、薏苡仁各 50g，莲子 25g，红枣 30g。先将山药、薏苡仁、莲子洗净下入锅内，加清水 1500mL 煮熟，再将粳米、红枣入锅，煮至成粥即可，每日早晚餐后 30 分钟食用药膳粥 50g，连续食用6周。②功效：本药膳粥由五种药物组成，其中山药味甘性平，不寒不燥，入十二经，为平补脾胃之品，兼可补肺益肾；薏苡仁入脾胃，利湿止泻；莲子味甘涩，性平，能健脾厚肠胃，且有固涩作用；粳米、红枣补脾益胃，且能缓和药性解毒。全方性味和缓、平淡，具有补脾养胃益肾的作用。

29. 肠炎患者改善肠道菌群重要吗？

肠道菌群对肠炎患者非常重要，人类肠道菌群是一个复杂的生态系统，包括300～500种的细菌，接近200万基因型（所谓"微生物组"），肠道内细菌数目庞大。从出生开始，人体肠道对食物和菌群耐受的机制逐渐建立。胃肠道黏膜的特殊性在于，它保持了正常机体免疫反应和免疫耐受间的微妙平衡，后者涉及黏膜免疫的下调。

肠炎患者与正常人结肠镜活检标本中菌群分布存在显著差异，其中溃疡性结肠炎患者中空肠弯曲菌的数量与临床活动度有关：重度和缓解期溃疡性结肠炎有显著差异。炎症性肠病患者肠道稳态被打破，如"益生菌"减少，肠腔内短链脂肪酸和丁酸盐的含量明显减少，导致肠道通透性改变，进而引起肠腔内的抗原、内毒素等促炎症物质进入肠黏膜固有层，诱发免疫反应。肠道菌群失调是炎症性肠病发生机制中的重要始动因素之一。炎症性肠病患者肠道上皮屏障遭到破坏，持续的肠腔抗原刺激使巨噬细胞和树突状细胞分泌大量的细胞因子，进一步破坏肠黏膜免疫屏障，加重炎症的发生。炎症性肠病患者常伴有肠黏膜局部的 IgA 产量下调，影响免疫内环境的稳态和黏膜的完整性，其 IgA 表达下调与克罗恩病患者疾病的严重程度相关。生物屏障实质是由肠道常驻菌群组成的相互依赖、相互作用的微生态系统。约 99% 为专性厌氧菌，是肠黏膜形成生物膜，可拮抗致病菌定植肠道，分泌短链脂肪酸（short-chain fatty acids，SCFA）和乳酸，酸化肠道以及竞争性摄取肠内营养物质。肠道菌群对机体黏膜免疫系统的发育和功能的维持起着重要作用。

肠道菌群最显著的特征是构成的稳定性，产生大量的生物活性代谢分子而发挥"激素样"效应，参与宿主的物质代谢，促进宿主营养物质消化吸收，维持肠道正常生理功能。

30. 改善肠道菌群的益生菌是什么？

益生菌调节炎症性肠病患者肠道微生态已成为目前主要的治疗手段之一。由于免疫抑制剂明显的不良反应（如抑制免疫、削弱机体抵抗力、影响生长发育等）和患者不耐受等原因，使之不能成为炎症性肠病长期治疗或预防的理想选择，从而加速了营养治疗特别是肠内营养、益生菌、益生元方法调节肠道微环境，作为药物补充或替代治疗的发展。

益生菌是对机体健康产生有益影响的活的微生物的总称，它们对炎症性肠病治疗作用的机制尚未完全明确，目前研究表明可能涉及以下几个方面：①结肠中益生菌与病原微生物竞争营养物质并产生抑菌素，有效阻止病原微生物的入侵和繁殖；②通过发酵未被消化的碳水化合物，为结肠黏膜上皮合成能量、短链脂肪酸调节机体细胞免疫及体液免疫，尤其是肠道黏膜相关淋巴组织（GALT）；③调节肠壁细胞基因表达和细胞分化，修复受损肠黏膜上皮组织；④降低肠道 pH 值，抑制致病菌的生长；⑤刺激有益菌群生长，特别是双歧杆菌、乳酸菌；⑥防止细菌黏附肠上皮细胞，从而阻止致病菌穿过肠黏膜上皮屏障，防止细菌移位；⑦有效预防和缓解肠道炎症反应；⑧增加小肠绒毛的表面积，促进营养物质吸收产生其他化学物质，如正常存在于肠道的神经递质，调节肠道的感觉和运动。

31. 什么样的益生菌适合我们？

联合国粮食及农业组织（FAO）/世界卫生组织（WHO）

对益生菌的定义：一种活的微生物，当给予足够数量时，对宿主健康有益。然而，在食品和补充剂中，益生菌一词常被误用和滥用。这几年，含有益生菌的食品和补品大量上市，消费者也对通过食物和膳食补充剂维持健康越来越感兴趣，并且使用基于证据的方法来改善饮食和生活方式是一种持续增长的趋势。2014 年规定，益生菌必须具有"明确的含量，在保质期结束时有适当的活菌计数以及对健康有益的适当证据"，并进一步指出，所有益生菌必须"对预期用途是安全的"。国际益生菌和益生元科学协会（ISAPP）在 2018 年的立场声明中重申了这些观点。即便如此，尽管"益生菌"一词在食品和补品类别中广泛使用，但它经常被滥用。所以我们需要知道下面几点：

第一，必须使用公认的科学方法对菌株进行鉴定，并根据有效的现行命名法对其进行命名，并使用可检索的菌株名称进行命名。

第二，有证明其安全性好，并基于至少一项符合普遍接受的科学标准的研究，或根据适用的地方 / 国家主管部门的建议和规定，具有经过证明的健康益处。

第三，在整个保质期内，必须包含足够量的益生菌菌株，以便能够提供所要求的健康益处。

第四，产品应根据适用的良好生产要求进行生产，以确保安全性，纯度和稳定性，并应采用能够传达有关产品内容的重要信息。

32. 吃多少数量的益生菌才有效？

人们经常关心剂量问题，究竟吃多少数量得益生菌才能有效呢？

一项关于剂量变化对长双歧杆菌亚种在肠炎中治疗效果的试验，测试了三个剂量 10^6，10^8 和 10^{10} 的益生菌。结果很有趣，因为只有 10^8 益生菌剂量有效，而其他两个剂量无效。看来，并不是越多越好。

确定经典有效剂量范围需要查询大量已记录的人类益生菌试验，并计算每次研究中使用的剂量和临床结果。但是对于某些特定的益生菌和健康声明，有明显的剂量反应证据，但对于其他声明，数据并不令人信服。如果一项特定研究引起了期望的健康益处，则该剂量将作为应允许健康声明的最低剂量。使用较高剂量的产品也应该能够提出相同的主张，但对于任何低于人体试验剂量的剂量，都不应允许主张。

33. 结肠炎患者的饮食宜忌有哪些?

结肠炎患者的饮食宜忌应根据患者的体质、病情、服药情况、季节气候和饮食习惯等诸方面的因素综合考虑。不吃油炸及腌制食物,不吃生冷刺激性食物,因生冷刺激性食物对消化道黏膜有较强的刺激作用,容易引起腹泻,加重病情。总的原则是有利于健康和疾病的康复,只有把握住宜忌这两个方面,才能使饮食与防病治病相配合,达到理想的治疗和保健目的。研究发现,含有咖啡因的食物以及亚硝酸盐含量高的食物对于溃疡性结肠炎的发病有一定的促进作用。咖啡,换言之,苦味食物、白酒、汉堡、浓缩饮料、香肠、淡啤酒、红酒等对于结肠炎患者有不良影响。

34. 结肠炎与心理因素有哪些关系?

对于心理因素在炎症性肠病的发病与进一步发展中的作用,目前有很多不同看法。美国著名的炎症性肠病学家认为,心理因素不一定对溃疡性结肠炎或克罗恩病的发病有重要作用,但心理因素在炎症性肠病的发展、病变严重性以及对治疗措施的反应中具有重要影响。溃疡性结肠炎发病后,往往难以辨别出心理因素在发病前后的作用。但患者一旦发生了任何以严重腹泻、直肠出血和各种躯体性症状为主要特征的疾病时，尤其是发生于一个年轻且以往身体健康的患者时，疾病本身即可构成为一种强烈的应激因素，使患者的自信心受到明显损害，往往可导致产生抑制性行为。因结肠炎而入院的儿童患者往往出现强迫性要求整洁，提出各种问题，并因年龄关系而显幼稚；成人在病变活动期则表现出一些依赖性要求的增加。显然，上述心理－社会因素改变了机体的生理免疫，或内分泌平衡，加重了患者对疾病的不耐受性。

35. 心理应激对结肠炎有哪些影响？

心理应激主要指由心理－社会因素引起的应激，是机体通过认识评价而察觉到应激源的威胁时引起的心理生理功能改变的过程。有研究表明，心理应激也可以引起胃肠道功能紊乱，除已知的肠易激综合征、功能性消化不良与精神心理因素密切相关外，约74%的慢性溃疡性结肠炎患者认为心理－社会因素对他们的疾病过程有影响，显著高于其他疾病患者。

36. 人格特征与结肠炎有什么关系？

研究溃疡性结肠炎与心理因素的关系时发现，溃疡性结肠炎患者存在着不良的人格特征：往往伴有抑郁、焦虑、恐怖等心理障碍以及不适当的依赖性症状、躯体化情绪不稳、多疑等人格特征。溃疡性结肠炎患者都具有内向、内省、离群、保守、严谨、悲观、抑郁、焦虑紧张、情绪不稳定、易怒，对各种刺激情绪反应强烈，而激动之后又难以平复的个性特点；同时存在着人际关系敏感、失望、心神不安、敌对而争论，以及阳性症状痛苦水平较高等心理健康问题。男性还具有精神病性症状和行为的心理问题。心理因素通过直接或间接作用影响发病过程，心身交织互相影响，使本病缠绵难愈。

37. 情志与结肠炎的发生有什么关系？

人的精神情志活动与机体脏腑气血功能活动密切相关。情志异常不仅可以直接导致内伤疾病，而且可以扰乱人体气机，使正气内虚，而招致外邪入侵。因此，日常重视精神调养，避免各种不良的精神刺激，做到心情舒畅、精神愉快，思想上安定清静，不贪欲妄想，必然有利于健康。正如《素问·上古天真论》所说："恬淡虚无，真气从之，精神内守，病安从来？"

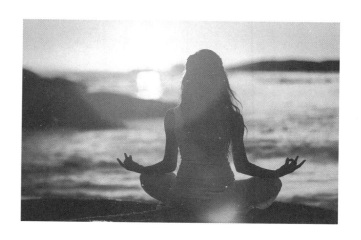

38. 结肠炎患者如何进行情志调节？

要鼓励患者学会自我保健，合理饮食休息，自我减压；平时多使用安慰性、鼓励性语言，让患者充满信心；对焦虑、抑郁情绪较重的患者，鼓励其发泄不良情绪；帮助患者培养兴趣爱好，如通过散步、娱乐等分散注意力，解除不良习惯，减轻焦虑、烦躁。让患者了解该病的发生、发展过程及治疗方案，向患者耐心解释保持情志舒畅，使肝气条达，则能恢复脾的健运功能，促进疾病的康复。针对患者不同状况进行分析，采用相应的情志调护方法，使患者改变不良的情绪，建立起乐观豁达、愉快舒畅的心境，正确面对疾病，树立治疗信心，积极配合治疗。总之，通过细致深入的心理沟通，让患者充分认识到自己的心理应激因素，并协助其找寻解决现实问题的可供选择的多种途径及心理应对策略，使患者主动配合各种治疗，促进康复，减少复发。

39. 睡眠对慢性结肠炎有影响吗？

慢性结肠炎常伴有典型的、反复的消化系统疾病症状，具有高发病率、易反复、病程迁延难愈等特点，给患者的日常生活和工作带来较大影响；如今，受生活节奏加快、饮食不规律等因素的影响，慢性结肠炎的患病率呈逐年上升的趋势。而睡眠障碍同样也是常见的健康问题之一，据国际精神卫生和神经学基金会调查显示，在我国普通人群中有接近50%的人存在失眠问题。消化系统疾病作为一种常见病、多发病，与睡眠障碍的发生有着密切的关系。在中医学就有"胃不和则卧不安"的经验总结。有研究显示，多种消化系统疾病患者与健康者比较均存在睡眠障碍，而慢性结肠炎患者往往也伴有睡眠障碍以及焦虑、抑郁等心理表现。

目前，随着对慢性结肠炎的研究不断深入，睡眠障碍作为最常见的胃肠外表现也越来越受到重视，有研究表明，睡眠异常与消化道症状的恶化有关。这是因为机体对应激事件的反应中出现最早、最具代表性的客观体验正是睡眠行为的障碍；睡眠障碍的发生还会增加患者胃肠不适症状、慢性结肠炎、肠癌等的发病率。

40. 慢性结肠炎患者为什么会出现睡眠障碍？

慢性结肠炎患者存在较高的睡眠障碍发生率，直接原因是慢性结肠炎所伴随的各种不适症状造成患者睡眠质量降低；另一原因则是慢性结肠炎伴随的焦虑、抑郁等导致睡眠障碍。

41. 改善睡眠是预防慢性结肠炎的有效措施，应如何改善睡眠？

改善睡眠很可能将是改善慢性结肠炎的有效措施。首先，睡前一小时内患者应尽量避免剧烈运动，避免饮用浓茶、咖啡；其次，已有睡眠障碍的患者应该调整自己的睡眠节律，缩短白天午睡的时间，尽量控制在半小时以内，白天过多的睡眠会影响正常褪黑素的分泌；最后，从中医角度分析，失眠本属阴阳平衡失调，性平药物药性较为调和，性偏温的药物能达到温里、补阳的作用；用药主要为甘味，酸味次之，中医理论中对五味的表述有"甘入脾、酸入肝"之说，心为脾之母，心主血而脾生血，心行血而脾统血，用甘味药可以同时达到补益心脾的作用，酸甘化阴可调节情志不遂等情绪障碍，因此甘味常与酸味药结合来改善睡眠。比如酸枣仁、五味子、茯苓、远志、龙骨等中药都有改善睡眠的功效。

42. 音乐治疗结肠炎的方法有哪些？

音乐治疗的方法包括：①主动性音乐治疗，通过让患者唱歌、跳舞、演奏来调节情绪，逐步建立适应外界环境的能力。②被动性音乐治疗，让患者感受音乐，在欣赏音乐的过程中，通过音乐的旋律、节奏、和声、音色等因素影响人的神经系统达到治疗作用。在进行被动音乐治疗时要注意乐曲的选择。一般应选取内容健康、节奏明朗、旋律优美、声音和谐的音乐。③综合性音乐治疗，国内有音乐引导气功疗法及音乐电疗法。音乐引导气功疗法是以音乐为引导，诱导患者入静治病。音乐一直被认为是人们精神的最高造物，激情的音乐会点燃心灵的火花，悲怆的音乐会让人声泪俱下，音乐，潜藏在生活里，潜移默化地影响着我们，并治愈着我们。

43. 炎症性肠病患者可以喝饮料吗?

饮料一般分为不含酒精饮料和含酒精饮料。前者主要包括碳酸类饮料(如可乐、汽水等)、果蔬汁饮料(如各种果汁、蔬菜汁、果蔬混合汁等)、功能饮料、茶类饮料(如各种绿茶、红茶、凉茶、花茶、乌龙茶以及冰茶等)、乳饮料(如牛奶、酸奶、奶茶等以鲜乳或乳制品为原料的饮品)和咖啡(含有咖啡成分的饮品)。

目前研究指出,某些饮料不利于溃疡性结肠炎病情。有些饮料含有咖啡因,可能会使患者出现腹泻、腹痛的症状。此外,市场上销售的饮料绝大多数含糖量较高,如各种果汁饮料、碳酸饮料、茶饮料,这些饮料中还可能含有会对人体造成不良影响的色素、香精和防腐剂。并且,长期饮用饮料本身对人体的健康也不利,易诱发肾结石、肥胖、糖尿病等疾病。

可乐摄入量能影响克罗恩病患者疾病症状的产生。含糖饮料的摄入量与炎症性肠病患者的疾病症状、是否需要造口有关。但由于该研究是患者自我报告的回顾性研究,一些患者可能对疾病部位、饮食等存在记忆上的偏差,尽管如此,并不意味着炎症性肠病患者不能饮用饮料。当炎症性肠病患者处于疾病活动期或腹泻严重时，保持充足的水分非常重要，果汁、奶昔、水果茶或草药茶（加入蜂蜜或糖可为人体提供更多能量）等饮料都是很好的选择。因为此时若只喝几乎不含营养成分的液体（水、茶等），意味着虽然患者可以保持机体水分，但是会很快消耗完能量，将会感到不适和虚弱。

总之，如果发现自己无法很好地管理疾病，需及时与主管医生联系，寻求帮助。

44. 结肠炎患者经常进行体育锻炼有哪些好处？

经常进行身体锻炼，不仅可以促进气血的流畅，使人体筋骨强劲，肌肉发达结实，脏腑功能健旺，还能以"动"济"静"，调养人的精神情志活动，促进人的身心健康，提高抗病能力，减少和防止结肠炎的发生。进行身体锻炼，一定要运动适度，并且要求循序渐进，持之以恒，方能收到防病之功效。

45. 足浴保健对溃疡性结肠炎有无作用？

早在《黄帝内经》中就有记载：阴脉集于足下，而聚于足心 。足部既是人体经络中三条阴经的起点，又是三条阳经的终点，人体的五脏六腑在足部都有相应的反射区及穴位，许多疾病通过足部治疗可增加疗效。中医学亦有"上病取下，百病治足"之说。根据人体中医经络学原理，通过足浴可以使足部毛孔开放，药液直接透过皮肤进入穴位、经脉、组织或体液，通过血液循环而输布全身，发挥药物作用，或直接作用于穴位、经络、神经等起到整体效应，发挥药物的功效，通过气血运行，直达病所，祛邪疗疾，达到防病治病的目的。且人类的脚底分布了许多血管和无数的神经末梢，而且与大脑紧密相连，因此全身的许多疾病都可以通过足部而治愈。对溃疡性结肠炎患者施以足部药浴时，水的温热作用使足部毛细血管扩张，也促进了全身血液循环，血流充足，使中药的有效成分通过毛细血管循环至全身经络，再循经络运行到五脏六腑，振奋阳气，沟通表里，使阴阳气血平衡，提高机体免疫力，从而达到内病外治、上病下治的目的。

应注意，足浴能加强胃肠蠕动，为保证足浴的治疗时间，足浴前应排尽大小便。仔细调节水温，水温以患者能耐受为宜（40～45℃），对温热感觉迟钝的患者，可适当降低水温以免烫伤。另外饭前饭后30分钟内不宜足浴，且足浴时间不宜超过30分钟，避免因泡足时间过长而致患者大汗淋漓而虚脱，或引起头部血供减少而头晕。足浴后立即擦干双脚，注意足部保暖，适量饮用温开水。凡烧伤、疮疡、骨折、急性传染病等均不宜足浴。

　　推荐足浴方：白扁豆 1000g，石榴皮 1500g，葛根 1500g，车前子 1000g，艾叶 1000g，地锦草 1000g，加水煎煮 2 次，每次 2 小时，每次足浴取 150mL 浓缩液，加 2000mL 温水。

46. 保健按摩对慢性结肠炎有无作用？

　　结肠炎的症状多为腹痛腹泻，而中医按摩推拿则可以梳理气机，改善血液循环。现在介绍几个穴位供参考。

　　足三里穴位于小腿外侧，外膝眼下 3 寸。可以手握空拳对足三里穴进行敲打，先敲打 150 下，然后用拇指按压 100 下。每天早晚各按压 1 次。足三里穴，是足阳明胃经的主要穴位之一。敲打、按摩此穴可以起到调理脾胃、补中益气等作用，对结肠炎的腹泻有很好的治疗效果。

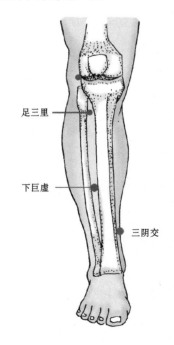

足三里

下巨虚

三阴交

　　大肠俞位于第 4 腰椎棘突下，旁开 1.5 寸。按摩大肠俞可理气降逆，调和肠胃，缓解结肠炎的腹痛症状。按摩大肠俞穴时先将手搓热，然后一边缓缓吐气一边强压大肠俞穴 6 秒钟，如此重复 10 次。

关元穴在下腹部，脐中下 4 寸。可以治疗腹泻、脱肛等疾病，刺激关元穴最好的方法就是艾灸。将艾条点燃置于关元穴上，距离穴位皮肤 2 ～ 3cm 处进行施灸，温和灸关元穴 10 ～ 15 分钟即可，也可采用艾柱灸，每次 5 ～ 10 壮。但是需要注意的是孕妇和在经期中的妇女要慎用。

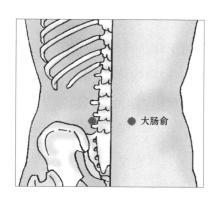
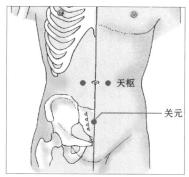

天枢穴位于腹部，横平脐中，前正中线旁开 2 寸。现代研究证明，针刺天枢穴对肠功能有调整作用，可使肠功能趋向正常。日常生活中可以用手指或指腹按揉此穴，可起到调理肠腹气机、止泻的作用。

下巨虚位于小腿前外侧，当外膝眼下 9 寸，距胫骨前缘一横指。此穴位为大肠的下合穴，尤其善于治疗大肠疾病。用手指指腹或指节向下按压，并作圈状按摩，有调脏腑、调腑气、理气滞的功效。

三阴交在小腿内侧，足内踝尖上 3 寸，胫骨内侧缘后方。三阴交为足三阴经交会穴，可健脾利湿，从而达到止泻的目的。生活中可以用指腹按揉 100 ～ 200 次，亦可用艾灸的方法稳脾阳，暖大肠。

47. 结肠炎患者日常起居应该注意什么？

在生活起居中应顺应自然，避风寒，节劳逸，对机体进行全面调理保养，使机体内外协调，适应自然变化，增强抗病能力，达到人与自然、体内脏腑气血阴阳的平衡统一。同时应注意运动养生，适量运动，持之以恒，使气血运行畅达，防止浊毒邪气郁结体内而发病。早晚多在空气新鲜的户外、庭院或花园中散步，进行适度的体育锻炼。运动适度，量力而行，可进行徒手操、散步、慢跑、气功、太极拳等健身活动。长期坚持，适时适量，则能增强脾胃等全身脏腑功能。

48. 克罗恩病患者日常生活中应该注意哪些问题？

克罗恩病是一种终身性疾病，因此，为了更有效地治疗疾病，患者除了应积极配合医生进行治疗外，还应该注意以下几个方面的问题：

（1）树立战胜疾病的信心，勇敢面对疾病，要注意保持良好的精神状态，保持身心轻松愉快等。

（2）养成合理的饮食习惯，多吃少渣、无刺激、富于营养的饮食；忌烟、酒、茶、咖啡、生冷及调味剂。

（3）注意休息，避免劳累、受寒；保持心情舒畅；适当参加运动，适宜较和缓的体育锻炼，如太极拳；可以增加辅助的理疗，如按摩仪、电疗等；对治疗效果不急于求成，保持平常心。

（4）病情变化、症状加重时及时去正规医院检查治疗。

（5）遵从专科医生医嘱，不要擅自停用或增加药物；在医生的指导下，补充维生素，适当输血及白蛋白、脂肪乳、氨基酸等。

49. 结肠炎易发生癌变吗？

轻症溃疡性结肠炎的成年患者中发生癌变者不足 5%。但是，长期持续有症状的患者，尤其在儿童期或青春期发病者的癌变率很高。据美国医院统计 14 岁以前发病的患者，在病情的前 10 年中有 3% 发生癌变，以后每 10 年中约有 2% 的患者发生癌变，发病在 35 年以上者有 43% 发生癌变，比正常人群高得多。中国上海对 117 例溃疡性结肠炎的调查中，发现癌变占 0.8%，癌变率远较国外、国内地区其他报道为低。癌变的发生与疾病时限和病变范围有关，临床观察显示，病程愈长，病变范围愈广，癌变率愈高。

流行病学调查表明，克罗恩病患者发生结肠直肠癌的危险性是普通人群的 4 ～ 20 倍，约 1.8% 的患者可并发癌症，但克罗恩病病程 20 年以上的患者发生结肠直肠癌的危险性可能还要高一些，估计为 2.8% 左右，病程较长、超过 10 年以上的年轻患者，是并发癌症的高危人群。对这些人群加强监测，有利于发现早期癌症，提高患者的生存率。

50. 如何防止溃疡性结肠炎发生癌变？

发生溃疡性结肠炎之后，如果得不到及时诊治，疾病往往快速发展，导致癌变发生。因此，为了防止溃疡性结肠炎的发展。要根据疾病的传变规律，早期发现、早期治疗，防止疾病恶化和癌变的出现。

（1）早期诊治：溃疡性结肠炎一旦发生，应及早诊断和治疗，尽快使疾病愈于初期阶段是防止疾病发展及传变的重要而有效的方法。

（2）控制疾病传变：传变是指疾病在机体脏腑、经络及组织中的转移和变化。在决定并影响疾病传变的各种因素中，邪正斗争及其盛衰变化起着决定性的作用。因此，针对邪正盛衰与病势的趋向和病位之所在，以及疾病发展传变的一般规律，及时给予正确的治疗，或损其有余，或补其不足，或先安未受邪之地，来终止疾病的发展，是控制消化性溃疡传变与恶化的重要措施。

51. 溃疡性结肠炎的预后如何？

疾病的严重程度是通过临床症状（如排便次数、血便、发热、心动过速）和实验室指标（如 C 反应蛋白、血红蛋白、电子肠镜的镜下表现及病理等）综合判断。病情轻、中、重度患者在第 1 次发作后的病死率、缓解率等均有很大的差别。轻型者预后良好，缓解率 80% ～ 90%，重型者缓解率约 50%。急性暴发型死亡率高达 35%。第 1 次发作时的病情对疾病预后的影响很大，如为轻度，复发时 80% 仍为轻症，预后较好；如为重度，则预后差，5 年内的病死率高。有一部分患者，首次进展性发作即可迅速转为暴发，伴有大量出血、穿孔或败血症、毒血症等并发症。也有一部分患者可在一次发作后完全康复。

52. 急性感染性结肠炎的预后如何？

　　轻症预后良好。但如果治疗不及时，可能会转成慢性，尤其是细菌性痢疾，转成慢性后治疗起来更加困难。少数严重病例因电解质紊乱、中毒性休克，可导致死亡。

　　预防应着重从饮食卫生和食品的加工、管理、控制传染源、切断传播途径和增进人体抵抗力等方面入手。①注意饮食卫生：不吃病畜的肉类及内脏，不喝生水，动物性食物如家禽、肉类及其制品均应煮熟、煮透方可食用，乳类、蛋类须经可靠的消毒处理，不宜生食。②搞好餐饮业卫生：从事餐饮业的工作人员（尤其接触熟食者），应定期做健康检查和细菌培养，养成良好的卫生习惯和职业道德，健全和执行饮食卫生管理制度，严格防止烹调后的清洁食物再污染，保证食品的卫生质量，注意生熟分开，避免交叉感染。③加强食品工业的卫生管理及检疫：尤应注意屠宰场、肉类运输、冷藏包装部门、肉类市场、罐头食品厂、冷饮业的管理，减少或根除上述处理过程中的污染。④早期发现患者和带菌者，及时隔离和彻底治疗是控制菌痢的重要措施。养成饭前便后洗手的习惯。

53. 炎症性肠病的预后如何？

潰疡性结肠炎的预后好坏，取决于病型、有无并发症和治疗条件。轻型者预后良好，治疗缓解率 80%～90%，重型者治疗缓解率约为 50%。全结肠炎型患者病死率高达 25% 左右，急性暴发型病死率高达 35%。总之，病情多迁延反复，但也有部分患者可长期缓解。

克罗恩病一般多呈缓解与恶化并存类型，虽然疾病缓解期长者可达数年，但一般不可能达数十年。本病的特点是复发，即使已进行充分的内科或外科治疗也不可避免。克罗恩病及其并发症致死率为 5%～18%，病变局限于小肠者死亡率较低。

54. 炎症性肠病患者复诊需要注意哪些事项？

首先，一定要带病历，每次看病，医生都会根据患者所叙述的病情书写病历，概括患者在发病到就诊前这段时间的病情演变及用药情况。由于种种原因，很多患者特别是老人不能够准确地回忆起自己的就诊经过，那么，带上之前的病例，会让下一次看病的医生快速而准确地了解病情，提高诊治的效率及准确率。

其次，带上辅助检查结果，包括肠镜、X 片、CT、磁共振、腹部 B 超等等，这些检查做起来往往都很费时而且比较昂贵，譬如做肠镜之前要进行肠道准备，那是一个相当痛苦的过程，我想做过肠镜的患者都能感受那份痛苦；在我们门诊中经常会遇到因为肠镜检查结果遗失而要遭"二次罪"的患者，平时保管好这些检查结果，就好比在管好自己的钱袋子。

再次，就是一些相对简单却与疾病联系最密切的检查结果，如血液、大便、小便等检查结果；在你不舒服的症状还没有足够引起重视之前，它们能够最先反映出疾病的变化。

最后，就是关于大便的性状、质地以及有无血液黏液等问题，很多患者不能准确地回答，往往以"好像""大概""有时"来告诉医生，这就给医生对于疾病的判断带来很大的误导。对于前来南京市中医院炎性肠病门诊就诊的患者，张苏闽主任会教大家一个"绝招"——用相机或手机拍照来记录自己的大便情况，以便医生准确地判断患者的治疗效果；患者自己也可以通过比对整个治疗过程中大便的变化，从而直观地感受治疗的效果，给自己的治疗增加信心。

55. 化验检查如何评估结肠炎患者病情活动情况?

下面就给大家简单地介绍一些评估病情活动情况的指标: ① C- 反应蛋白（CRP）（参考值 < 8mg/L），是人体受到感染或组织损伤时血液中一些快速上升的蛋白质，与炎症的严重程度呈一定的正相关，指标升高往往提示体内有炎症。②血沉（ESR）（参考值 0 ～ 15mm/h），即血液中的红细胞沉降速度，与炎症、损伤、肿瘤有关，若结果超过正常值，则需考虑以上疾病的可能。③粪便钙卫蛋白（参考值 < 50ug/g），是由于肠黏膜损伤后，中性粒细胞通过受损的黏膜脱颗粒排至肠道，因其具有耐热性和抗蛋白酶活性，在肠腔和外界环境中可长期保持稳定而不被酶和细菌破坏，检测粪便中的钙卫蛋白可以反映肠道炎症水平。该指标与肠镜下肠道病变的严重程度有很好的相关性。④白细胞（WBC）计数 [参考值（3.5 ～ 9.5）×10^9/L]，当病菌侵犯人体，白细胞在人体内能将病菌包围、吞噬，起到抗御病原体的作用。如果白细胞的计数高于参考值（或降低），很可能是体内有了炎症。⑤血小板（PLT）计数 [参考值（125 ～ 300）×10^9/L]，血小板在人体内起着止血、凝血的作用，在炎症反应时血小板计数也可升高，高于正常值时可能提示身体有炎症。⑥血红

蛋白（Hb）（参考值 110～150g/L），是判断贫血的指标，是高等生物体内负责运载氧的一种蛋白质，可通过查血常规确定其值。我们通常所说的贫血严重程度就是根据这个指标来定的，急慢性失血和营养不良时这个指标会降低。⑦白蛋白（参考值 35～55g/L），是判断营养状况的指标，营养不良时该指标会降低，指标较低时人体会出现下肢的浮肿，营养状况好转时该指标会升高。⑧白细胞介素-6（IL-6）（参考值 < 7ng/L），是一种细胞因子，该指标参与人体的炎症反应，体内有炎症时，该指标可高于正常值。⑨降钙素原（参考值 < 0.046 μg/L），是细菌感染所引起的败血症和相关状态的一种可靠标志物，肠腔内的细菌对炎症性肠病病情的活动有一定影响，可通过检查这个指标进一步评估炎症的程度。⑩内毒素（参考值 < 0.1EU/mL），是革兰氏阴性菌细胞壁中的一种成分，当细菌死亡溶解后释放出来。在炎症、创伤情况下可升高。⑪粪便常规，可查看有无白细胞、脓细胞及红细胞，进行隐血试验明确有无消化道出血，并可行细菌培养进一步检查有无致病菌。

　　掌握以上常规检查指标的临床意义，有助于患者了解自身疾病变化，防止疾病进一步恶化。

56. 经常腹泻的人为什么宜喝酸奶?

引起腹泻最常见的原因是消化不良及寒冷, 只要去除原因就能治愈, 不必过分担心。大肠内有许多种细菌, 与人体处于相互依赖的状态, 分为致病菌和非致病菌, 非致病菌的代表就是乳酸菌, 它能够有效地调节大肠功能。

补充乳酸菌最好的方法就是喝酸奶等乳酸饮料。特别是牛奶引起的腹泻, 治疗以酸奶为首选。牛奶引起的腹泻多是其中所含的乳糖不能被分解所致。酸奶与牛奶的成分基本相同, 但其中25%～60%的乳糖已经被分解, 因此酸奶不但可以补充相同的营养成分, 而且还可以调节肠道功能。乳酸菌在人体肠道内合成维生素 B 族, 使致病菌产生胺等致癌物质减少, 有很重要的作用。因此, 经常腹泻的人宜多喝酸奶。

57. 肛肠病患者应如何注意生活起居?

（1）居室经常通风, 有利于肛肠病患者的康复, 不要终日关门闭户。

（2）肛肠病患者的穿着以适体、舒适、实用、穿脱方便为原则。贴身衣物最好用棉布或棉织品, 宜穿着易吸汗的内裤。

（3）患者要保持充足的睡眠，有益于康复。

（4）避免不良生活方式，如排便时间过长、久站、久坐、暴饮暴食、过食辛辣、情绪激动、房事过频、忍精不泄等。

（5）饮食注意少吃烟熏、油炸、过于辛辣、刺激性太强、不好消化的食品，减少直肠癌发生。

（6）安排好患者的业余生活，养花、养鱼、绘画、运动等。

58. 结肠炎患者应如何注意生活起居？

俗话说："好汉架不住三泡稀"，这话很有道理。一个人要是一连腹泻好几次，就会头昏眼花、全身无力，严重时还能使患者发生脱水。因此，合理安排好患者的生活起居尤为重要。

（1）饮食宜清淡、富营养、易消化食物为主，可食用一些对消化吸收有帮助的食物，如藕粉、豆腐脑、米粥、面条、鸡蛋羹、山楂、山药、莲子、扁豆等。忌食难消化或者清肠滑肠食物，如菠菜、韭菜、香蕉等。

（2）严重腹泻者，要卧床休息，注意多给患者喝些水，如淡盐水或果汁。

（3）饮食应做到少食多餐、细嚼慢咽，以利机体消化吸收。不食不洁食物，定时定量进食，不暴饮暴食，不宜食肥甘厚味。

（4）少吃一些多纤维的蔬菜如芹菜、韭菜、豆芽等，吃了反而会加重腹泻。

（5）忌吃生冷、辛辣、油炸的食品，如大蒜、生姜、戒烟酒等，虽然大蒜有杀菌作用，但对胃肠道有很强的刺激性。

（6）不宜喝牛奶、粗粮和坚果，不好消化，会增加肠道中的残渣，不利于病情恢复。

（7）起居有常，饮食有节，注意调畅情志，保持乐观心态，注意减少精神压力。

（8）腹泻严重者，应注意肛门清洁卫生，便后温水坐浴，并用吸水性强的软纸擦干净，防止感染。

59. 便秘患者应如何注意生活起居？

提起便秘，相信很多人都曾深受其苦。也许人们觉得它不登大雅之堂，又不似其他疾病那样给身体带来直接的危害，久而久之，成了难言之隐。对于无器质性病变的便秘患者，关键在于养成合理的饮食和生活习惯。

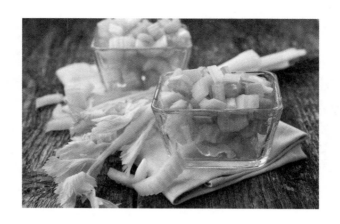

（1）增加含纤维素较多的蔬菜和水果，如菠菜、油菜、芹菜、白菜，以及香蕉、白梨等。

（2）适当摄取粗糙、多渣的杂粮，如玉米、红薯、标准粉、大麦米等。

（3）每天多饮水，每天饮用凉开水 2000 ～ 3000mL。油脂类食物、蜂蜜均有助于便秘的预防和治疗。

（4）要养成良好的排便习惯。坚持每天晨起按时排便，建立良好的排便规律，有便意不要错过，排便时要一心一意，不要边排便边读书、看报或吸烟。

（5）生活要合理安排，劳逸结合，适当参加文体活动，尤其是久坐少动及精神高度集中的脑力劳动者，适当的体育锻炼更为重要。

（6）保持愉快的心情，乐观向上的精神风貌，有利于规律生活。

（7）克服不良的排便习惯。排便时不能急于求成，匆忙了事。应逐渐克服常用泻剂和洗肠的习惯。

60. 大肠癌患者生活中应注意什么？

（1）保持积极乐观的心态，一定要正视现实，树立战胜癌症的信心。要在医务人员的指导下，正确制定一个完整系统的治疗方案，既不能麻痹大意，也不要心急乱投医，瞎吃药。

（2）饮食宜多样化，养成良好的饮食习惯，不偏食，不挑食，不暴饮暴食，不要长期食用高脂肪、高蛋白饮食，经常吃些含有维生素和纤维素的新鲜蔬菜，可能对预防癌症有重要作用。

（3）宜吃牛奶、鸡蛋、瘦肉、动物肝脏、豆制品、新鲜的蔬菜水果等。少吃烟熏、油炸、难消化的食品。忌吃辛辣刺激性食物，如葱、蒜、韭菜、姜、花椒、辣椒、桂皮等。

（4）应重新安排自己的生活、日常起居，所接受的治疗都做到规律化，还要从多方面培养生活兴趣和爱好，寻求新的精神寄托，做到生活有序，饮食有节，对病情的康复也起了积极的作用。

（5）要养成良好的饮食习惯，改正不良习惯，下决心戒掉饮酒抽烟的嗜好，不吃盐腌、烟熏火烤以及发霉的食物，保持大便通畅，定时测量体重。

（6）加强营养，增强自身修复能力。补充足够的热量和充足的维生素及无机盐，特别是维生素 C、维生素 A 和维生素 E。饮食宜定时定量，少食、多餐，多吃易于吸收消化的食物。

（7）要经常锻炼身体，提高免疫力。适当参加健身活动，不仅增强机体免疫力，还可消除抑郁的情绪。但运动应量力而行，循序渐进。

（8）对直肠癌术后造瘘患者，要做好局部清洁，预防感染。同时，要解除患者的畏难情绪，如控制好，一般均能像正常人一样生活。

（9）癌症是一个需要长期观察治疗的疾病，应长期与经治医生保持联系，定期复查，防止复发。观察腹部 CT、B 超，观察血清 CEA 的变化，判断转移复发情况。

61. 直肠癌患者在饮食起居方面应该注意哪些？

患者从饮食中摄入的动物脂肪越多，机体溶解和吸收致癌物质的危险性就越大。高脂肪饮食可增加胆汁酸的分泌，后者对肠道黏膜有潜在的刺激和损害。如果长期处在这种刺激和损害中，可能诱发肿瘤细胞的产生，导致直肠癌。

所以，直肠癌患者在饮食起居方面应该注意以下几点。

（1）少吃或不吃富含饱和脂肪和胆固醇的食物。包括猪油、牛油、鸡油、羊油、肥肉、动物内脏、鱼子、鱿鱼、墨鱼、鸡蛋黄以及棕榈油和椰子油等。

（2）植物油如花生油、豆油、芝麻油、菜籽油等，限制每人每日 20 ～ 30g 左右（合 2 ～ 3 汤匙）。

（3）不吃或少吃油炸食品。

（4）适量食用含不饱和脂肪酸的食物，如橄榄油、金枪鱼等。

（5）在烹调过程中，避免将动物性食品和植物油过度加热。

（6）多吃富含膳食纤维素的食物。如魔芋、大豆及其制品、新鲜蔬菜和水果、藻类等。

（7）在维持主食量不变的前提下，用部分粗粮替代细粮。

（8）摄入维生素和微量元素。维生素和微量元素作用不可小视，科学研究表明，维生素 A、β – 胡萝卜素、维生素 C、维生素 E、微量元素硒等在预防恶性肿瘤方面都有潜在的作用。

（9）多吃新鲜蔬菜和水果，以补充胡萝卜素和维生素 C。

（10）适量食用核桃、花生、奶制品、海产品等，以补充维生素 E。

（11）注意摄取麦芽、鱼类、蘑菇等富含微量元素硒的食物。

（12）如果因各种原因，难以保证上述食物的摄入，可适量补充维生素和矿物质合剂。

62. 日常生活中结肠炎患者应如何自我调理？

（1）溃疡性结肠炎患者不要熬夜，因为溃疡性结肠炎患者多数神经功能紊乱，易失眠，熬夜会加重病情。

（2）溃疡性结肠炎患者要忌啤酒，因为啤酒会促进肠蠕动，导致腹泻，喝啤酒后，会加重病情。

（3）溃疡性结肠炎患者需要少吃水果，因为水果中多数性质寒凉，溃疡性结肠炎患者多数属于阳虚体质，不宜过度食用寒凉的食品，以免加重病情。

（4）溃疡性结肠炎患者要少吃肉类。饮食因素与结直肠息肉的形成有一定关系，大肠杆菌与胆酸的作用是腺瘤性息肉形成的基础，而高脂肪膳食会增加结直肠中的胆酸。膳食中的脂肪类成分超过 40%，是结直肠息肉形成的重要因素。

息肉与基因突变都同恶性肿瘤有着密切关系，所以溃疡性结肠炎患者要少食肉类和高脂肪类食物，要定期查肠镜，一年查一次即可。

（5）溃疡性结肠炎患者多数自主神经功能紊乱，心情不畅，情绪波动大，所以家属对患者要爱心呵护，不要语言刺激，使患者早日康复。

【专家忠告】

与其视结肠炎为洪水猛兽，不如视其为头顶警钟，时时警醒我们，治疗不仅仅是医生的任务，更多在于患者的自身保健，如日常饮食、作息的自我约束，心态的调节，思想负担的解放，身体锻炼等。营养会给我们带来很多神奇的体验，那么最主要的营养来源就是食物，食物有性味与功效之分。这一部分我们详细列举了适合结肠炎患者摄入的不同类别的食物以及饮食禁忌，希望对患者有所参考和助益。肠道是情绪器官，情绪管理在结肠炎的治疗中十分关键，虽然它不起决定性作用，但还是会影响疾病的发展，因此减少压力、保持情志舒畅是必须的。在与结肠炎的持久战中，合理饮食、情绪积极、强身健体无疑是患者自身最难也是最有效的辅助治疗方法，在医者与患者的共同努力下，希望可以早日告别结肠炎。

参考文献

1. 李春雨 . 肛肠外科学 . 北京：科学出版社，2016.

2. 李春雨 . 肛肠病学 . 北京：高等教育出版社，2013.

3. 李春雨，徐国成 . 肛肠病学 .2 版 . 北京：高等教育出版社，2021.

4. 李春雨，汪建平 . 肛肠外科手术学 . 北京：人民卫生出版社，2015.

5. 李春雨，汪建平 . 肛肠外科手术技巧 . 北京：人民卫生出版社，2013.

6. 张有生，李春雨 . 实用肛肠外科学 . 北京：人民军医出版社，2009.

7. 李春雨，张有生 . 实用肛门手术学 . 沈阳：辽宁科学技术出版社，2005.

8. 聂敏，李春雨 . 肛肠外科护理 . 北京：人民卫生出版社，2018.

9.聂敏，李春雨.肛肠科护士手册.北京：中国科学技术出版社，2018.

10.李春雨，朱兰，杨关根，等.实用盆底外科.北京：人民卫生出版社，2021.

11.徐国成，李春雨.肛肠外科手绘手术图谱.北京：人民卫生出版社，2022.

12.李春雨.肛肠病名医解答.北京：人民军医出版社，2011.

13.李春雨.结肠炎名医解答.北京：人民军医出版社，2011.

14.李春雨.便秘名医解答.北京：人民军医出版社，2012.

15.李春雨.大肠癌名医解答.北京：人民军医出版社，2012.

16.李春雨，聂敏.痔疮就医指南.北京：中国中医药出版社，2022.

17.李春雨，杨波，聂敏，等.肛周脓肿就医指南.北京：中国中医药出版社，2022.

18.李春雨，聂敏，孙丽娜.肛瘘就医指南.北京：中国中医药出版社，2022.

19.李春雨，聂敏.便秘就医指南.北京：中国中医药出版社，2022.

20.李春雨，张苏闽，聂敏，等.结肠炎就医指南.北京：中国中医药出版社，2022.

21. 李春雨，张伟华，聂敏，等 . 结直肠癌就医指南 . 北京：中国中医药出版社，2022.